うつを克服するための
# 行動活性化
## 練習帳 認知行動療法の新しい技法

マイケル・E・アディス
Michael E. Addis
クリストファー・R・マーテル 著
Christopher R. Martell
大野 裕、岡本泰昌 監訳
うつの行動活性化療法研究会 訳

創元社

# 監訳者まえがき

　体を動かすだけで、落ち込んだ気持ちが楽になるのだろうか。そもそも、落ち込んでいて体を動かす気になんてなれない。本書を最初に手に取った人は、このように考えるのではないでしょうか。
　しかし、認知療法・認知行動療法のひとつである「行動活性化」を紹介している本書は、一見もっともなように思えるこうした考えに反論します。それも、科学的根拠に基づいた反論です。そして、動くことで気持ちを軽くするための具体的な方策を丁寧に説明していきます。
　「行動活性化」というのは、うつ病になった人の行動パターンを変えることで気持ちを軽くし、本来の自分を取り戻すための治療法です。こうした治療法は、欧米では過去20、30年にわたって使われてきました。そして、それが効果的だということが大規模な実証的研究で証明されているのです。
　考えてみれば、精神的に疲れたときに、自分の好きなことややりがいのあることをして気分転換するということは、一般的に行われていることです。閉じこもってうつうつとしていると、ますます精神的に元気がなくなってきます。そうした状態から抜け出すためには、気分転換が役に立ちます。その一般的な知恵をうつ病治療に活かしているのが「行動活性化」です。
　うつ病になった原因をあれこれ考えても、簡単にわかるわけではありません。原因ばかり詮索していると、いつの間にか自分を責めるようになって、ますます辛くなるように自分を追い込んでしまいます。仕事や家事、勉強にも手がつかなくなって、何もできていない自分を責めることになります。深刻に考えこむのはうつ病の症状で、治療の役には立たないのです。
　「行動活性化」は、そうした治療に役に立たない行動を、治療に役に立つ行動に変えていきます。まず自分の行動パターンを振り返ります。そして、その行動が役に立っているかどうかを振り返ります。役に立っていない行動を減らして、気持ちが軽くなる行動を増やしていくようにします。
　「行動活性化」では、落ち込んでいて体を動かす気になれないと考えるのではなく、体を動かすうちに落ち込みが軽くなると考えるのです。体の動かし方

を考えれば、体を動かすだけで、落ち込んだ気持ちが楽になるからです。

　本書で紹介されている方法は、うつ病の治療として効果があるのはもちろんのこと、うつ病の状態にない人が気分に左右されないで生きていくためにも役に立ちます。毎日の生活を自分らしく送るために、多くの人に本書を活用していただきたいと考えています。

　　　　　　　　　　　　　　　　　　　　　　　2012年4月　　大　野　　裕

目　次

監訳者まえがき　1
はじめに　7

# 第1部　うつを理解する

第1章　うつはどのように作用するのか？　13
第2章　自分の行動パターンを学び、変えていく　29

# 第2部　うつを治す

第3章　"TRAP（トラップ）"から"TRAC（トラック）"へ　55
第4章　ACTIONする：変化のための最初の一歩　77
第5章　反すうを克服する　93

# 第3部　日常生活の中で行動活性化を活用する

第6章　少しずつ変化する　113
第7章　気分に依存しない自分になる　133
第8章　あなたの望む生活を築く　153
第9章　振り返って考える　167

監訳者あとがき　173

装丁　濱崎実幸

# うつを克服するための行動活性化練習帳
## 認知行動療法の新しい技法

Overcoming Depression One Step at a Time:
The New Behavioral Activation Approach to Getting Your Life Back
by
Michael E. Addis and Christopher R. Martell

Copyright © 2004 by Michael E. Addis, Ph.D. and Christopher R. Martell, Ph.D.
and New Harbinger Publications, 5674 Shattuck Avenue, Oakland, CA 94609
Japanese translation rights arranged with New Harbinger Publications
through Japan UNI Agency, Inc., Tokyo.

本書の日本語版翻訳権は、株式会社創元社がこれを保有する。
本書の一部あるいは全部についていかなる形においても出版社
の許可なくこれを使用・転載することを禁止する。

# はじめに

　本書を手にされているということは，あなた自身やあなたの大切な人がうつに苦しんでいるからだと思われます。本書は、アメリカでおこなわれた研究において有効性が証明された「行動活性化」を用いてうつから回復する方法について書かれたものです。行動活性化は、あなたが再び本来の生活を取り戻すための一歩を踏み出せるように考えられています。うつになると、ほとんどの人が活動することをやめてしまいます。行動活性化は、まず行動が気分にどのように作用しているかについての理解を促します。この作用が理解できれば、うつを治し、より良い生活を過ごすための変化を起こすことが可能になります。

## 本書の目的

　うつに自分自身で対処しようとする際に利用できる書物は、すでに多く出版されていますが、本書はこれまでにはない新しい方法を示しています。本書で述べる方法は、2つの大規模な対照試験において有効性が証明されていますが、これまでこの方法を自分で利用するためのワークブックはありませんでした。
　多くの治療者が、うつに苦しむ人が自分の生活を取り戻せるように援助することの重要性を認識し、過去20、30年間にわたって行動活性化を実際に使用してきました。行動活性化は治療の初期段階でのみ使用する場合もありますが、本書ではうつから抜け出すための本質的な解決策として使用します。単に「活動的になれ」と言うのではなく、具体的に自己を活性化する方法についてページを割いています。このワークブックでは、生活の中で変える必要のある特定の領域を見定め、うつを治すために必要な変化を起こす方法を示しています。

## ♣ ワークブックは本当に役立つか？

　うつの治療にはいろいろなものがあります。薬物療法は効果的な治療法ですが、いくつかの精神療法も、うつの回復や再発予防に効果があるとされています。特に再発予防において、精神療法は薬物療法よりも効果的であるとする知見も存在します。また、いくつかの研究は、面接や対話による精神療法だけでなく、ワークブックを読むこと（読書療法）もうつの治療に効果があることを示しています。

　うつを治すためには、うつを理解するだけでなく、そのための行動計画の立案も重要です。本書は、この立案作業が自分でできるように手助けします。あなたは自分の都合のよい時間に自分のペースで本書の練習問題に取り組むことができます。うつのときにはどんなに小さな作業でさえもおこなうことが難しくなることがわかっているため、本書は活動的になるための作業を小さな作業に分解し、最初の一歩を容易に踏み出せるよう構成されています。本書のすべての練習問題が、本来の生活を取り戻すという大きな目標につながる小さなステップになっています。

## ♣ 本書の使い方

　本書の目的は、うつを克服するための技術に習熟することにあります。したがって本書を読み進めるにあたって、各章に少なくとも1週間程度の時間をかけてください。そのペースで各章の練習問題をおこなえば、8週間ほどかかると思います。練習問題の中にはあなたの状況にあまり関係のないものも含まれているかもしれませんが、とりあえずすべての練習問題をやってみましょう。本書は順番に取り組んでいくように書かれているので、最初は順を追って読み通し、練習問題をやっていきましょう。

# うつと私たちを取り巻く社会

　人はさまざまな理由によってうつになります。アメリカにおいては約25％の人がうつを経験しています。過去50年の間にうつは増加してきています。診断技術の向上が関与しているかもしれませんが、その生物学的な理由は明らかではありません。

## ♣状況の変化：多すぎる変化とうつ

　ほかの理由として、うつの増加は、うつを生み出す社会構造に関連しているかもしれません。近年、インターネットサイトへの接続は指先ひとつでできるようになりましたが、その反面、人はますます孤立していきました。現代社会は、他の人を頼るよりテクノロジーに依存した時代です。現代社会においては、核家族が一般的で、大家族はほとんど見られなくなっています。成人したのちには家族や故郷から遠く離れて生活し、企業は人を機械の部品のように取り替え可能なものとみなしています。人が、無気力、悲観的、絶望的になっても何も不思議ではありません。

　また、状況の変化もうつの危険性を増加させます。私たちを取り巻く状況は急激に変化しています。人は環境に適応する能力を持っていますが、時に人が心理的についていけない速さで世界は変化します。社会レベルでの変化に加えて、人間関係、転職、失業、愛するものの喪失、引っ越し、引退など個人の生活においても、さまざまな状況の変化を経験します。これらの生活上の変化もうつの危険因子であることがわかっています。

### ✎練習問題　状況の変化に気づこう

　過去6か月の間にあなたの生活に起きた変化をリストアップしてみましょう。大きな変化や小さな変化、ネガティブなものやポジティブなものもあると思います。たとえば、仕事上の大きな進展（大きなポジティブな変化）や解雇（大きなネガティブな変化）、部屋のリフォーム（小さなポジティブな変化）や支払いの際のおつり不足（小さなネガティブな変化）などがあったかもしれません。

........................................................................

........................................................................

........................................................................

........................................................................

# 行動活性化のためのワークブック

　本書は、うつを引き起こす可能性のある個人的・社会的な問題のすべてに解決策を与えるものではなく、うつが生活にどのように作用するかについての理解を促進し、うつを克服するために必要な変化を起こす戦略を提供するものです。

　このワークブックは、自分自身で利用することも可能ですし、かかりつけの治療者とともに治療の中で利用することもできます。練習問題に取り組むことは、うつを克服するために役立ち、将来の再発を予防します。また、うつであるか否かにかかわらず、生活にうまく立ち向かう習慣を学ぶ助けとなります。

# 第1部
## うつを理解する

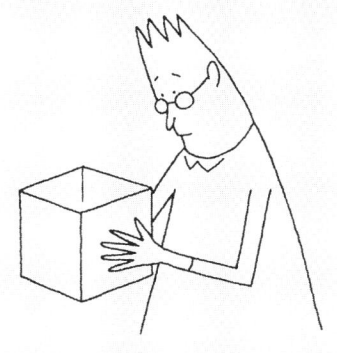

> **第1章**
> うつはどのように作用するのか？

> **第2章**
> 自分の行動パターンを学び、変えていく

# 第1章
# うつはどのように作用するのか？

　数年前、Aさんは大学院を卒業して結婚し、就職のために引っ越しました。Aさんにとって、多くの変化が同じ時期に重なりました。新しい家に引っ越して2、3週間後から、Aさんは気分の落ち込みを自覚するようになり、楽しみだったハイキング、音楽鑑賞、読書などにも興味が持てなくなりました。しばらくするとAさんは不眠がちとなり、夜中に何度も目が覚めるようになりました。そのうち、仕事に集中できなくなり、新しい仕事が進まないことへの罪悪感や、絶望感も感じるようになりました。

## うつについてのよくある10の疑問

　Aさんは、自分がうつにかかったと気がつき、たくさんの疑問を自問しました。Aさんの感じた疑問は、多くの人がうつになったときに感じるものと共通しています。

(1) 私の何がいけないのだろうか？
(2) このように私が感じる原因は何だろうか？
(3) このように感じるなんて、私は出来損ないなのだろうか？
(4) 私が弱い人間だから、うつになるのだろうか？
(5) 私は何か体内の化学物質のバランスが悪いのではないか？
(6) このように感じるのは私の幼少期や過去に問題があるのではないか？
(7) どうすればうつを克服することができるだろうか？
(8) 薬物療法を受けるべきだろうか？

(9) 他の人はこのように感じることがあるのだろうか？
(10) 私は「正常」だと感じられるようになるだろうか？

## 🖋 練習問題　うつについての疑問を見直そう

　上記の疑問のリストを見て、これらの疑問を自分はどのくらい感じているかを考えてください。ほとんどの疑問についてはあなたも感じているかもしれません。これらの疑問のうち、自分も感じている疑問に〇印をつけてください。

　本書では、これらの疑問について折に触れて説明していくつもりですが、ここでは簡単な回答を示します。

(1) 私の何がいけないのだろうか？
　　あなたは何も悪くありません。あなたの生活にうつになる理由があります。これについて、あとでくわしく説明します。
(2) このように私が感じる原因は何だろうか？
　　うつは複雑で、1つの原因によることはまれです。原因を見いだすことは、必ずしもうつの治療に必要ではありません。
(3) このように感じるなんて、私が出来損ないなのだろうか？
　　まったく違います。人はうつを感じることを選んでいるわけではありません。しかし、うつを悪化させる行動やうつを改善させる行動を選ぶことはできるでしょう。
(4) 私が弱い人間だから、うつになるのだろうか？
　　(3)の疑問と同様にまったく違います。
(5) 私は何か体内の化学物質のバランスが悪いのではないか？
　　これまでの研究から、うつと中枢神経系の特定の化学物質との関連性は示されています。しかし、化学的な変化がうつの原因であるのか、うつが化学的な変化を起こしているのかは明らかではありません。
(6) このように感じるのは私の幼少期や過去に問題があるのではないか？
　　幼少期の体験が成人後のうつの危険因子であることが知られていますが、過去の体験が及ぼす影響を除去する方法は現在の生活に取り組むことです。
(7) どうすればうつを克服することができるだろうか？
　　有効性が検証されたうつの治療法はいろいろあります。行動活性化もその1つです。

(8) 薬物療法を受けるべきだろうか？

　　薬物療法に効果があることは証明されています。しかし、すべての治療法がそうであるように、薬物療法が効果的な人もいるし、そうでない人もいます。薬物療法以外にも有効な治療法はあります。

(9) 他の人はこのように感じることがあるのだろうか？

　　アメリカでは、1年間に10人に1人が、一生涯の間に4人に1人がうつを経験します。

(10) 私は「正常」だと感じられるようになるだろうか？

　　何を「正常」とするかわかりませんが、うつを感じず、エネルギーに満ち、人生を楽しみ、落ち込まない日を迎えることができます。人生に起こる出来事を、情緒的に豊かな気持ちで感じることができるようになります。

### 練習問題　疑問への答えを見直そう

疑問に対する答えを読んで、納得できたり、うつを治す上で期待が持てると感じたりした答えに☆印をつけてください。納得できなかったり、よくわからないと感じた答えには？印をつけてください。もし治療者と一緒にこの作業をしているのであれば、これらの疑問や答えについて話し合ってみましょう。

### ✓チェックポイント

■ うつに対する10の疑問への答えのうち、いくつかはあなたの予想と違いましたか？

　　　　　　　□ はい　　　　□ いいえ

## うつとは何か？

上記の疑問と答えを振り返ってみて、うつをあなたの内面の問題としてとらえていることに気づきませんでしたか？　うつになるとそう考えてしまいがちですが、私たちはうつを内面の問題ではなく、あなたと生活との間に存在する問題ととらえています。引っ越しから2、3週間後のAさんと友人のBさんとの会話から考えてみましょう。

Bさん：いろいろあって、ストレスがかかってるんじゃない？
Aさん：そうだよ。でも、それらはみんなポジティブな出来事ばっかりなんだけど。新しい仕事、新しい家族、新しい生活。僕はずっとこのためにがんばってきたんだ。でもどうして、僕はほかの人のように楽しんだり、楽しい気持ちでいられないんだろうか？
Bさん：あなたが言うように、他の人はみんなこんな状況を幸せに感じるに違いないわね。
Aさん：おそらくそうだろうね。でも、やっぱり僕の気分は悪いままなんだ。
Bさん：そう、あなたはたくさんの変化に巻き込まれているわね。あなたは落ち込んでいるとき、何をしているの？
Aさん：僕は事務所の椅子に座って、まるで学者のように落ち込む理由を探しているんだ。きっと、その理由を見つけ出すことができるはずなんだ。
Bさん：落ち込む理由を考えることは役に立っているの？
Aさん：おそらくなっていないだろうね。

　Bさんはこの会話の中で、2つの重要な指摘をしています。1つ目は、Aさんがうつになった理由として、住み慣れた家からの転居、新しい仕事、新しい場所での生活、結婚など、多くの状況が変化していることを指摘した点です。2つ目は、落ち込みに対してAさんはどう反応し、その反応が役に立っているかどうかを尋ねた点です。

## ❖うつを克服する：あなたがおこなう4つのステップ

　以下に、このワークブックでおこなう、うつを克服するためのステップを示します。

　　ステップ1　うつがどのように作用しているかを理解する。
　　ステップ2　うつへの反応が役立っていない場面を特定し、反応を変える方法を学習する。
　　ステップ3　困難な状況を回避するのではなく、状況にアプローチすることを学習する。
　　ステップ4　うつの再発リスクとなる生活上の大きな問題を扱う。

## 📝 練習問題　各ステップについて考えてみよう

この４つのステップがうつを克服するための行動活性化アプローチです。あなたはこの４つのステップにどのような印象を持ちましたか？　それぞれのステップについて気づいたことや考えたことを書いてください。４つのステップは、あなたに希望を与えてくれそうですか？

................................................................................

................................................................................

................................................................................

................................................................................

................................................................................

このアプローチの基本的な考え方は単純ですが、特定の状況で応用するにはちょっとした慣れが必要です。すなわち、じっくりと建設的に考え、何が起こるかを実験的に試してみる必要があります。しかし、その前にまず、うつがどのように作用しているのかを理解する必要があります。

# うつはどのように作用するか？

うつは、以下の症状のうち少なくとも５つの症状を伴った障害とされます。そのうちの１つは、少なくとも(1)か(2)の症状である必要があります。

(1) 抑うつ気分
(2) 興味または喜びの喪失
(3) 食欲の減退あるいは増加、体重の減少あるいは増加
(4) 不眠あるいは睡眠過多
(5) 精神運動性の焦燥または制止（沈滞）
(6) 易疲労感または気力の減退

(7)　無価値感または過剰（不適切）な罪責感
(8)　思考力や集中力の減退または決断困難
(9)　死についての反復思考、自殺念慮、自殺企図

　これらの症状がほとんど1日中、ほとんど毎日あり、しかも2週間以上にわたって持続する必要があります。さらに、これらの症状を引き起こす可能性のある一般身体疾患、乱用薬物・アルコールおよびある種の薬物に起因して生じた可能性を除外しなければなりません。

### 練習問題　あなたの症状について知ろう

　上記の症状のうち、あなたに当てはまるものに○印をつけましょう。もしあなたの症状がこのリストになかったら、以下の欄に記入し、その症状がどれくらい続いているかも書いてください。

① _____

② _____

③ _____

④ _____

⑤ _____

　診断基準に当てはまらない場合でも、うつの影響を受けていることがあります。ただし、リストにある症状のうち、当てはまるものが3項目より少ない場合には、うつ以外の可能性もあるので、専門家やかかりつけ医に相談したほうがよいでしょう。

### ✓ チェックポイント

■ 上記の診断基準を満たし、あなたが困っている問題は「うつ」でしたか？

　　　　　□ はい　　　　□ いいえ

## ♣ うつは医学的疾患？

　うつは、精神医学やメンタルヘルスの専門家によって、医学的疾患として認められています。うつが医学的疾患であることを認めることで、うつのときに感じるある種の自責感や絶望感を和らげ、個人の弱さや性格上の欠陥とは異なる問題と思えるようになります。

　その一方で、うつが医学的疾患であるという認識は、いくつかの別の問題を提起します。1つは、医学的疾患として考えたとき、すべてが身体的な機能不全によって引き起こされたものと考えてしまうかもしれません。これまでおこなわれた研究から、うつの発症・維持には、身体的、行動的、認知的、環境的なあらゆる要因が関与していることが示唆されています。友人や家族からのソーシャルサポートの欠如、ストレスフルな出来事、後ろ向きな考え方、困難な人間関係などは、すべてうつと関連します。2つ目に、うつを医学的疾患と考えた場合、薬物療法のみで十分だと思ってしまうかもしれません。「もしうつが体内の化学物質のアンバランスによって生じたのであれば、薬物療法以外に助かる方法はない」と考える人もいるでしょう。先にも述べたように、実際には多くの非生物学的要因がうつの発症や維持に関連しています。ではいったい、うつとは何なのでしょうか？　現時点では、多くの研究者が、うつを単なる医学的疾患ではなく、生物－心理－環境の相互作用の結果として考えています。

## ♣ うつのループ

　多くの研究者は、うつがぐるぐる回るフィードバック・ループ構造を持って作用していると考えています。すなわち、生活上の出来事はうつのきっかけになりますが、うつはさらにそれらの出来事をより悪い方向へと導きます。ループはぐるぐる回ります。Cさんの生活を例に、ループがどのように働いているのか考えてみましょう。

　Cさんは37歳の会社員でしたが、最近、会社が倒産し失職したことをきっかけにうつになりました。Cさんは自分だけが解雇されたわけではないことを理解していましたが、なぜ自分にこんなことが起こったのか、何が原因なのかと考えるようになりました。何時間もテレビを眺めながら、事態がどんどん悪くなっているように感じました。うつになる前は、Cさんは社交的で、運動、読書、映画鑑賞などを楽しんでいましたが、これらの活動にほとんど関心がなくなりました。うつがひどくなればなるほど、友だちと話したり、外出したりさ

えしなくなりました。さらに、一人ぼっちで家にいればいるほど、落ち込んでいきました。下の図は、Cさんがぐるぐる回るフィードバック・ループに陥っていることを示しています。

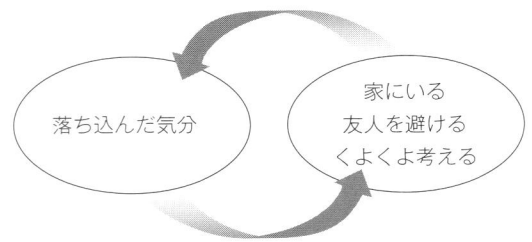

このループは、なぜうつから自力で抜け出すのが難しいのかを説明しています。もしCさんにどうしてそんなふうに過ごしているかと尋ねたら、きっと「気分が少しでも良くなるように」と答えるでしょう。うつのときには、外出するよりも家にいるほうが短期的には気分を楽にしますが、長期的にはうつを悪化させることにつながっています。これもうつのループの重要なポイントです。

### ✎練習問題　あなたが試みている対処法は？

気分の落ち込み、疲労、不眠あるいはほかの抑うつ症状に対して、あなたが試みている対処法について書いてみましょう。さらに、短期的に気分が良くなるような活動に対しては＋印を、気分が悪くなる活動に対しては－印を、どちらでもない活動については○印をつけましょう。

## うつを治す：このワークブックで取り組むこと

　行動活性化では、指針に従って活動をおこないます。本書を指針として利用することで、自分の行動パターンを理解し、効果的でない行動を新しい行動に置き換えることを学びます。新しい行動による気分や達成感の変化を評価することで、その行動の価値を判断します。新たな行動として、おやつを食べたり、ジョギングをしたり、ゲームをしたりといった楽しいことを想像したかもしれませんが、ポジティブな楽しい行動はうつを治すために必ずしも必要ないとされています。もし、楽しいことが役に立つのであれば、極論すれば、遊園地で1日過ごせばうつは治ることになります。実際には、このような方法は効果的ではありません。行動活性化では、「行動」ということばをポジティブな楽しい行動というよりもさらに広い意味で使用します。

　実際には、あなたのなすことすべてが行動です。たとえば、この本を座って読んでいることも行動です。読むのをやめて、読んだ内容について考えると、それは別の行動になります。朝、ベッドに横になっているのも行動です。同じ行動でも、持つ意味が異なる場合もあります。たとえば、コーヒーを味わいながらソファーに座るのと、落ち込んで仕事のことをくよくよ考えながらソファーに座るのとでは、かなり意味が異なります。

　本書は、特に落ち込んでいるときに変わることは難しいという前提で、自分自身で本来の生活を取り戻す方法について書いています。私たちは、「やればできる」のであれば、すでにあなたはやっているだろうと理解しています。ともあれ、本書で述べる方法を以下に簡単に紹介します。

### ❖ 自分を知る

　うつを治すために、まずは自分を知ることが求められます。では、自分の何を知る必要があるのでしょうか？　自分を知ることについて考えた際に、多くの人は、感情、信念、価値観、態度、パーソナリティなどを思い浮かべると思います。これらはすべて、あなたの内面的なものです。逆に顧みられないのは、外面的なもので、自分がどのように友だちや同僚に接するか、自由な時間をどのように過ごすか、退屈な課題にどのように対処するかなどがあります。

　あなたの感情、パーソナリティ、価値観を変えるのはとても難しいことです。まずは、あなたの行動（あなたのおこなっていること、あなたがそれをする場

所、それを一緒にする人、それをする時）を変えるほうが容易に取り組めると思います。行動を変えることは、あなたの感情や考えに直接、効果をもたらします。しかし、あなたが自らの行動を変えようとする前に、まず、自分の実際の行動について知らなければなりません。

## ♣実験することでコントロールする

　行動をおこなって気分に変化が見られるかを実験的態度で試してみましょう。たとえば、Ｃさんは自分がテレビの前に座っているときに気分が悪くなる傾向があることがわかりました。Ｃさんと治療者は、テレビの代わりに、別の行動をおこなうことで少しでも気分の変化が起きないかを確かめる実験計画を立てました。治療者は、この実験での変化はうつを治すことに直接はつながらないが、行動上の小さな変化によって気分のポジティブな変化がわずかでも起こるかを確かめることが目的だと強調しました。

　Ｃさんは、毎晩8時から8時半の間はテレビを見るのではなく、電話で友だちと話したり、手紙を書いたりすることに決め、実行しました。その結果、この時間帯の気分はかなり改善すること、再びテレビ鑑賞に戻ると気分が悪くなることにＣさんは気づきました。このような実験は、うつになるパターンの発見につながりました。最終的にＣさんは自分の典型的なパターンを特定でき、ポジティブな気分になれる代わりの行動がとれるようになりました。

## ♣不快な出来事を回避しない

　うつの対処方法として最も多く見られるのは、不安、悲しみ、ストレスといった不快な気分を引き起こす出来事からの回避です。通常、不快な出来事からの回避は合理的であると考えられますが、うつにおいては気分の悪化につながります。私たちは、友だちや家族を避けたり、履歴書の作成や支払いなどの大切な作業を後回しにするうつの人に多く会ってきました。これらの行動は、短期的には不安やストレスを下げる助けをしますが、長期的にはうつを悪化させ長引かせる要因となり、うつのループに確実に陥ってしまいます。回避しないためには、特定の課題や状況に取り組む際に生じる困難な感情への対処法を学ぶことが有効です。

　時に、わかりにくい回避もあります。たとえば、愛するものを失ったという強い悲しみを回避するために、絶え間なく家計について心配するようなことも

あります。回避するよりも感情に向かい合うほうが、より多くの悲しみを体験します。しかし、ネガティブな感情を回避すると、その感情はいつまでも続きます。

疲労感も気づきにくい回避の一例です。生活のなかで物事がうまくいかないとき、あなたは疲労感に圧倒され、横になりたいと感じるかもしれません。ネガティブな感情よりも、単に疲れ果てただけと感じているかもしれません。しかし、横になったからといって問題が解決するわけではなく、問題はそのままの状態です。

### ❖生活上の大きな問題を扱い、うつの再発を防ぐ

うつのループは、しばしば特定の出来事によって働き始めます。これらの出来事は、たとえば、失業、絶縁、引っ越し、喪失など、突然起こる劇的な変化です。また、出来事が長期にわたって続いている場合もあります。たとえば、数か月、数年にわたる長時間労働などもあります。生活上の大きな変化を扱うことはうつを治す上で必ずしも必要ではありません。ただし、ある出来事により再発の危険性が高まる場合には、その出来事による変化を意識し、実際にその出来事にアプローチする必要があります。行動と気分とのつながりを学ぶこと、新しい行動について実験すること、問題を回避するのではなく取り組むことを学ぶことのすべてが、うつに関わる生活上の問題を扱うことに役立ちます。

## ここまでの疑問を整理する

ここまで読んできて、この方法について疑問を感じたかもしれません。よく尋ねられる疑問を以下に示します。

### ❖遺伝はうつに関連するのか？

遺伝要因がうつに関連していることはほぼ確実です。遺伝要因に関する科学的な知見が2つあります。1つ目は、うつは家系内で多発する傾向があります。2つ目は、異なった家庭環境で成長した一卵性双生児は、同じ環境で育った二卵性双生児よりも、高い割合でうつを呈します。これらの知見は、うつにおいて遺伝的要因がある種の役割を担っていることを示しています。「ある種の役

割を担う」といっても、決してそれが「原因」や「理由」だと言っているわけではありません。なぜなら、うつが遺伝によって特異的に引き起こされる、あるいは遺伝によってのみ引き起こされるとする研究は存在しないからです。先にも述べましたが、生活上で起こる出来事も関係しますし、認知や行動を変える精神療法や薬物のような遺伝とは関係のない生物学的治療も、うつの治療に使われます。

## ✣ 神経伝達物質のアンバランスはうつに関係するのか？

　「神経伝達物質」と呼ばれる神経系の化学物質のアンバランスがうつの原因である、と聞いたことがあると思います。この問題は先ほどの遺伝の説明とほとんど同じです。うつは社会・環境・心理、そして生物学的なさまざまな要因が関連することが明らかになっています。神経伝達物質のアンバランスがうつを引き起こすのか、それともうつが神経伝達物質のアンバランスを引き起こすのかははっきりしません。どちらが原因かにかかわらず、行動を変えることがうつを治すために非常に効果的な方法であることが示されています。

## ✣ 過去の体験はうつに関係するのか？

　ここまで読んで、本書の方法は、行動に焦点を当てていることに気づかれたと思います。では、これらの行動はどこからきているのでしょうか？　実はこれらの行動がどこからくるかははっきりしませんが、幼少期から成人期を経て現在に至るまでの体験が、あなたの行動に影響を与えています。ある行動がある目的のために機能し、それ以外の行動は役に立たないことを体験的に学習することで、習慣が形成されます。たとえば、あなたが怒りに満ちた家庭環境の中で育ったとしたら、他人の怒りに対しておどおどとふるまうことを学習しているかもしれません。もし、誰かがしかめっ面をしたり、声を荒らげたりしたら、あなたは目を伏せ、何も話さず、従順にふるまってしまうかもしれません。これらの行動は、過去において怒りが自分へ向かうのを防ぐ機能を持っていました。すなわち、あなたの過去は、あなたの今に密接に関連しています。しかし、すでに述べたように、過去の影響を取り去るには異なった方法で行動を始めることで、そのために必要なことは、幼少期の体験の洞察ではなく、新しい方法を学習することです。

## 練習問題　あなたが成長の中で形成してきた習慣は？

**パート1**　以下のリストは、うつに影響を与える可能性のある過去の体験について尋ねています。当てはまるものに○をつけてください。

1. 家族は、どのように感情を表しましたか？
   - 絶対に感情を表さなかった。
   - 暴力的もしくは激しい方法で感情を表した。
   - 優しく感情を表した。
2. どのようにしつけられましたか？
   - 一貫性なく、罰を与えられた。
   - よくふるまおうが悪くふるまおうが罰を与えられた。
   - 絶対に罰を与えられなかった（やりたいようにさせてくれた）。
   - 行動の結果を説明するなど、理性的に諭された。
   - 一貫性のある慈愛に満ちたしつけだった。
3. どのようなことで、愛され大切にされていると気づきましたか？
   - しばしば、あなたを愛していることを聞かされた。
   - 適切な方法で愛情を持って抱きしめられた。
   - 愛されているとは思わなかった（誰も愛情を示してくれなかった）。
4. どのように他の人に接しましたか？
   - 無口で内気、めったに他人に近づかなかった。
   - 信頼している人とは接することができたが、知らない人には人見知りした。
   - 礼儀正しく、引け目なく他人に接した。
   - 早熟で、他人と長い間会話することができた。
   - 人気者だった。

**パート2**　これらの体験は、行動パターンがどのように形成されてきたかを示しています。あなたが子ども時代に、どのように扱われ、ふるまってきたのか、どんなことでほめられ、罰せられたかについて、考えてみてください。あなたが形成してきた習慣や行動パターンはどのようなものでしょうか？　以下に、あなたが成長する中で身につけた習慣や、その習慣がうつにどのように関わっているかを書いてください。これによって、うつのループにはまるきっかけになった生活上の出来事に対応するヒントが得られます。

......................................................................................
......................................................................................
......................................................................................
......................................................................................
......................................................................................

## ♣考え方や信念はうつに関係するのか？

　多くの研究により、「認知療法」のうつに対する効果は明らかになっています。しかし、人の考え方や認知を変えることが、うつの治療に必ず必要であることを示した研究はありません。実際、このワークブックの着想に至った研究では、人のふるまいや行動を変えることは、人の考えや認知を変えることと同じくらい効果があることが示されています。加えて、行動を変えることは認知を変えることにつながります。

## ♣この方法は単純すぎる？

　本書の方法が単純すぎないかと尋ねられたら、私たちはいつも「そうとも言えるし、そうでないとも言える」と答えます。事実、基本的な考え方は単純です。単純であるがゆえに強力です。しかし、行動を変えることは必ずしも簡単ではありません。確証のない新しいことに挑戦するには忍耐や意思が必要で、時には他者の助けが必要になります。うつを治そうと懸命になっても、変化するのは難しいと感じます。それには理由があります。

　これまでにあなたが、禁煙、ダイエットといった新しい行動に取り組んだことがあるなら、行動を変えることが容易ではないことは実感しているでしょう。第1に、行動は習慣のようなものです。それらはしばしば自動的で、意識しなくても起こります。音楽家を例にとると、あなたの行動はすでに持っているレパートリーになります。音楽家が、新しいレパートリーを増やすために練習するように、自分の行動レパートリーを増やすために新しい行動を練習する必要

があります。第2に、意味のある変化は必ずリスクを含んでいます。たとえば、不快な感情にさらされたり、いつもは回避できる状況を経験したりするリスクにさらされます。

　3番目は最も重要なポイントですが、どのような行動が変化のために必要か、明らかでないことがよくあります。たとえば、ある男性が家族と過ごす時間をもっと増やしたい場合はどうでしょうか？　この変化のために彼はどうすればよいのでしょうか？　まず、彼は家族ともっと過ごすことが具体的に何を意味するのかを考える必要があります。それは家族の誰かと何かをして過ごすことを意味するのか、あるいは特定の家族と決まったことをして過ごすことを意味するのか？　彼はどこから手をつければよいのか？　生じた変化をどう評価すればよいのか？　これらの問題は、行動の変化を試みる場合にいつでも持ち上がってきます。一般に、人は自分で自分の行動を変えることは上手ではありません。治療者の援助や本書のようなワークブックを利用することが大きな助けになります。

## ❖うつが行動を引き起こすのではないか？

　通常、感情は行動を引き起こすと考えられます。なぜ顔をしかめている（行動）のかと尋ねられたら、怒っている（感情）からだと答えるでしょう。泣いている（行動）ときには、悲しい（感情）からだと思うでしょう。同じように、どうして外出せずに家に閉じこもっているのか尋ねられたら、うつだからだと答えるでしょう。あなたは感じていないかもしれませんが、行動も感情を引き起こします。たとえば、ある研究において、人が笑顔になるように誘導されたとき（笑顔になっているとは本人は意識していない）、人はより幸福感を感じることが明らかになっています。すなわち、行動の変化も感情を引き起こします。

# 外から内へ

　何かをやりたくないと思ったら、それをするのを控えるでしょう。自分の内での感じ方が、自分の外でのおこないに影響を与えることは、小さい頃から始まっています。母親に「宿題をやりなさい」と言われて、「今はやりたくない」と返答したことはないでしょうか？　この例は、行動の変化が生じる以前に、気分、動機、欲動の変化を感じる必要があることを表しています。

たとえば、あなたがファイル整理をする気になれなかったとしても（内的な感情）、あなたはアルファベット順にファイルを並べたり、財務記録やレシートなどをファイルに整理したりする作業を始めることはできます（外的な行動）。やる気がわかなくても、脳はアルファベット順に並べるためにフォルダーの文字を解釈し、指は紙をつかみ、ファイルを引き出しの棚に置くこともできます。これらの作業が終わりに近づく頃に、あなたはやる気を感じ始めていることでしょう。この例は、外から内へ働きかけることの効果を示しています。つまり、外の行動変化が自分の内での感じ方を変化させているのです。行動活性化はうつを克服するのに外から内への方法を利用します。

## 第1章のまとめ

　うつには、さまざまな原因があります。どのような原因であれ、うつはあなた自身とあなたの生活との間に存在する問題であり、内面の問題ではありません。あなたがこれまでに形成してきた行動習慣とその変え方を知ることで、うつを克服することができるようになります。行動の変化は、外から内に作用し、気分や生活状況を改善します。

# 第2章
# 自分の行動パターンを学び、変えていく

　この章では、まず、自分が毎日どのように過ごしているか、あなたの行動が気分にどのように影響しているかをつきとめなければなりません。この作業は、気分を落ち込ませる状況や行動を知るのに役立ちます。その上で、あなたの行動に小さな変化を引き起こす実験をおこない、効果を検証する計画を立てます。

## 行動は気分にどのように影響するか？

　Dさんは20代初めから、くり返すうつに苦しんできました。現在、Dさんは30代半ばで一人暮らしです。彼は大学でコンピュータ・プログラミングを学び、専門性を生かした仕事をしていました。しかし、最近、不景気のため解雇されてしまいました。

　Dさんは毎週末、Eさんと一緒にスポーツジムでトレーニングをしていました。解雇されて2週間後の週末、DさんはEさんといつもの時間にジムで会う約束をしました。いつもは早めに到着してストレッチをしているDさんが、その日は待ち合わせに15分遅れてきました。Dさんはジムに遅れてきただけでなく、やる気もなく、前の職場の上司や私生活の愚痴、体調についての不安をもらしていました。EさんはDさんに「自分で気分が落ち込んでいると思う？」と尋ねました。それに対して、Dさんは「そうだ」と答えました。

　トレーニングが始まって、Eさんが今週見た映画について話すと、その映画はDさんのお気に入りの女優が主演しているものでした。Dさんは、その女優についていろいろなことを知っており、その映画の舞台裏の話をしてくれました。トレーニングを始めて30分たつ頃には、Dさんの気分は良くなってきまし

た。EさんはDさんに、自宅に閉じこもって愚痴を言うよりも、体を動かして人と交わるほうがよさそうだねと話しました。すると、Dさんは運動を始める前と比べて、今は確かに気分が良いと答えました。

## ✤行動のパターン

　Dさんのような話は、よくあることです。Dさんは落ち込んでいるとき、くよくよ考え、愚痴をこぼすか、ただぼーっとしている傾向があります。しかし、Dさんに何をして過ごしていたかを尋ねると、きっと「トレーニングをしていた」と答えるでしょう。ここでの問題は、トレーニングは全体の一部に過ぎないということです。Dさんがおこなっていた、くよくよ考える、愚痴をこぼす、ぼーっとするといった行動は、うつの引き金になり、うつから抜け出す妨げになっています。Dさんの行動は、元々くよくよする人だったからではなく、自身の状況や感情に反応した結果なのです。Dさんはうつになったとき、気分の落ち込みにあわせて行動していました。これに対して、トレーニングジムでのEさんと一緒にとった行動は、Dさんの気分を改善させました。
　Dさんの話は、3つの行動原則を示しています。これらの原則はうつの理解や治療に応用できます。

## ✤3つの重要な行動原則

(1) 多くの行動は自動的で意識できない（習慣）。
(2) 習慣以外の行動をとるようにする。
(3) 行動上の習慣を変えるためには行動のパターンを理解する。そうすると、いつ、何を変えるかを知ることができる。

# 行動への意識を高めるステップ

　「行動への意識を高める」という言葉は、変に聞こえるかもしれません。しかし、初めて車の運転をしたときのことを思い出してみましょう。初めて車を運転したときには、「エンジンをかける、バックミラーをのぞいて後ろを確認、頭を動かして左右の車の往来を確認、ギアを入れ、ゆっくりアクセルを踏む」など、それぞれの段階を自分に言い聞かせなくてはいけなかったでしょう。左

折や右折、止まれ、歩行者優先などの標識を見たら何をすべきかを予測しておかなければならなかったでしょう。

しかし、車の運転に慣れてくると、これらの行動は自動的になり、ほとんど意識しないでおこなわれます。実際、ベテランドライバーが自分に語りかけなければならないのは、状況が大きく変わったときだけでしょう。たとえば、吹雪で車が滑ったときに「滑ったのを元に戻さないといけない」と意識するかもしれません。

日常的におこなう行動も、自動的におこなわれる習慣です。たとえば、朝、牛乳を飲む習慣がある場合、何も考えずに冷蔵庫から牛乳を出すでしょう。歯磨きをする場合には、何も意識せず、スッと歯ブラシに手を伸ばすでしょう。あなたの生活がいかに自動的におこなわれているか、わかりましたか？

### ✓ チェックポイント

■ あなたにとって、行動への意識を高めるというステップは、意味がありそうですか？

　　　　　□ はい　　　　□ いいえ

これらの行動と同じように、あなたを落ち込ませる習慣は無意識的なものです。本書は、あなたを落ち込ませる習慣を認識し、幸せを感じられる健康的な習慣へ置き換える手助けをします。

## ✤ステップ1：毎日、時間ごとの行動を記録する

活動モニタリング表を用い、日々の行動を記録することによって生活の様子を明らかにすることができます。以下に、行動活性化をおこなっているＦさんの日曜日の記録例を示します。Ｆさんの1時間ごとの行動、どこで、誰と、何をしていたかなどが、簡単な短い言葉で書かれています。この表によって、自分が何をしたか、それが気分にどのように影響しているかを理解することができます。

## Fさんの活動モニタリング表

| | 日　曜　日 |
|---|---|
| 時　　間 | 活　　動 |
| 午前0時 | ベッドで1人 |
| 午前1時 | 就寝中 |
| 午前2時 | 就寝中 |
| 午前3時 | 就寝中 |
| 午前4時 | 就寝中 |
| 午前5時 | 目が覚める、ベッドで横になり、ぼーっとする |
| 午前6時 | キッチンで水を飲む |
| 午前7時 | ベッドでうとうとする |
| 午前8時 | 起床、キッチンでコーヒーを飲む |
| 午前9時 | ベッドに戻る |
| 午前10時 | 友人に電話をかける |
| 午前11時 | 友人の家に行く |
| 正　　午 | 友人と昼ご飯を外食する |
| 午後1時 | コインランドリーで洗濯する、その後帰宅 |
| 午後2時 | 家で1人 |
| 午後3時 | コインランドリーへ行き洗濯物を取り家に戻る、1人で過ごす |
| 午後4時 | うたた寝 |
| 午後5時 | 寝室でテレビを見る |
| 午後6時 | テレビ、退屈 |
| 午後7時 | テレビ |
| 午後8時 | 読書、寝入る |
| 午後9時 | テレビ |
| 午後10時 | お風呂に入る |
| 午後11時 | ベッドに入る |

活動モニタリング表は、その時間におこなっている行動を簡単に記入します。もっとくわしく書いてもよいですが、完璧に書き込む必要はありません。うつのときに避けるべきことは、がんばりすぎとストレスです。

　活動モニタリング表の記入に際しては、「働いていた」「家にいた」「寝ていた」と書くよりも、自身の行動を意識して特定することが重要です。たとえば、何の仕事をしていたか、家で何をしていたかとか、1人でいたのか誰かと一緒にいたのかというようなことも重要です。「家にいた」としても、実際には、30分間ソファーで横になり、その後1時間テレビを見てから、数分間、友だちに電話し、ガレージを掃除した、ということかもしれません。これらの行動の中に、うつを引き起こし、長引かせる習慣がひそんでいる可能性があるため、すべての行動を理解する必要があります。

### ✎練習問題　自分の活動をモニタリングしよう

　直近の24時間の生活を思い出し、次ページの活動モニタリング表を埋めてみましょう。自分が何を、誰としていたかを記入しましょう。さらに、それぞれの行動でどのように感じたかについても記入しましょう。昨日、あなたがやったことを左ページの欄に記入し、右ページの欄は空けたままにしておきましょう。

　自分で書いたものを見直してみましょう。何に気づきましたか？　たとえば、ある人は、初めて自分の行動を24時間モニタリングして、職場や家で思ったよりもいろいろな活動をしていること、落ち込んだときは1人で過ごしていることに気づきました。

　別の女性は、自分が思っていた以上に、活動の幅が小さいことに気づきました。実際に、起きている時間のほとんどを、1人でソファーに座り、テレビを見るか何か食べるかという行動で費やしていました。しかし、自分で行動を意識するようになるにつれ、テレビを見ることは不安や落ち込みを生じさせる問題を避けるための習慣になっていることに気づきました。その後、彼女は夕方にテレビを見たり、間食をしたりという行動パターンをやめ、散歩や童話を書くといった新しい代わりの対処方法を身につけました。それとともに、徐々に気分も改善しました。

## 活動モニタリング表

| 時　間 | 昨　日 |
|---|---|
| | 活　動 |
| 午前0時 | |
| 午前1時 | |
| 午前2時 | |
| 午前3時 | |
| 午前4時 | |
| 午前5時 | |
| 午前6時 | |
| 午前7時 | |
| 午前8時 | |
| 午前9時 | |
| 午前10時 | |
| 午前11時 | |
| 正　午 | |
| 午後1時 | |
| 午後2時 | |
| 午後3時 | |
| 午後4時 | |
| 午後5時 | |
| 午後6時 | |
| 午後7時 | |
| 午後8時 | |
| 午後9時 | |
| 午後10時 | |
| 午後11時 | |

## 活動モニタリング表

| 時　間 | 今　日　　活　動 |
|---|---|
| 午前0時 | |
| 午前1時 | |
| 午前2時 | |
| 午前3時 | |
| 午前4時 | |
| 午前5時 | |
| 午前6時 | |
| 午前7時 | |
| 午前8時 | |
| 午前9時 | |
| 午前10時 | |
| 午前11時 | |
| 正　午 | |
| 午後1時 | |
| 午後2時 | |
| 午後3時 | |
| 午後4時 | |
| 午後5時 | |
| 午後6時 | |
| 午後7時 | |
| 午後8時 | |
| 午後9時 | |
| 午後10時 | |
| 午後11時 | |

## ✓チェックポイント

■ あなたは、今まで自分がしていたことやそれをしていた場所を変えることで、気分に何らかの良い影響が出ると思いますか？

　　　　　　　□ はい　　　　□ いいえ


### ✎練習問題　よりくわしく活動をモニタリングしよう

　活動をくわしく思い出し、細かな違いに注目してみましょう。前回の練習問題で作った活動モニタリング表を振り返ってみましょう。昨日したことを、表にすべて記入したことと思います。思った以上に昨日のことを思い出すのは難しかったのではないでしょうか。では、直近の３、４時間について振り返ってみましょう。あなたは、どこで、誰と、何をしていましたか？　できる限り多くのことをくわしく思い出して、「今日」の欄に記入しましょう。

　記入し終えたら、昨日のことを思い出すことと、今日のことを思い出すことの、どちらが簡単だったか、また、どちらが正確だったかを考えてみましょう。おそらく昨日起きたことより、今日のことを思い出して書くことのほうが簡単であると気づいたと思います。すなわち、行動を認識するには、行動を起こしたときやその直後が良いということです。だからといって、常に活動モニタリング表を持ち歩くのは非現実的です。可能な範囲で早めに記録することができればよいでしょう。


## ♣ステップ２：行動と気分の関連に気づくようになる

　自分のおこなう行動が感情に影響を与えるという考えに少し慣れてきたと思います。たとえば、眉間にしわを寄せ、肩に力が入っているときにはリラックスすることは難しいでしょうが、筋肉を弛緩させ、心地よいイメージに集中したときにはリラックスしやすいでしょう。同じように、何か楽しい活動をおこなっているときに気分の落ち込みを感じることは難しいといえます（不可能ではありませんが）。うつでないときに喜びをもたらす多くの活動が、うつのときには楽しめないことはわかっています。この治療プログラムを通じて、活動を再開し、かつて楽しかった行動に取り組みましょう。すぐに気分の変化がもたらされるわけではありませんが、あなたが行動から楽しさ、喜び、達成感を感じるかどうかは、行動をいかに継続するかにかかっています。

あなたはすでに、行動を変えることは簡単ではないことも気づいているでしょう。うつを治すためには、ただ楽しそうにふるまっているだけでは不十分です。自分の行動が気分に与える影響を意識し始めると、ある種の行動がうつに悪影響を与えていることに気づくでしょう。この章の最初に示したDさんの状況を思い出してみましょう。DさんはジムでEさんと会い、運動をしました。Eさんとの会話は喜びを、運動は活力をDさんに与えてくれました。Eさんと過ごした時間は、Dさんにうつへの新たな対処法を示し、良い気分で過ごせるような活動をすることを決意させました。

　活動モニタリング表は、行動と気分の関連性を学ぶには良い方法です。活動モニタリング表は、正確には「活動と気分のモニタリング表」です。では、Gさんの例を見てみましょう。Gさんは41歳の男性で、最近離婚しました。営業の仕事をしていますが、歩合給の割合が高く、売上を常に気にしていました。Gさんが初めて行動活性化を始めたとき、自分は「いつも気分が滅入っている。その状態から抜け出せない。どこにいてもいつも憂うつだ」と言っていました。Gさんは、毎日の活動と、その活動をおこなっている間に経験した気分や感情を記録しました。また、その活動をおこなったときの感情の強さを1〜10で評価しました。1は今まで感じた感情で最も弱く、10は最も強いものです。

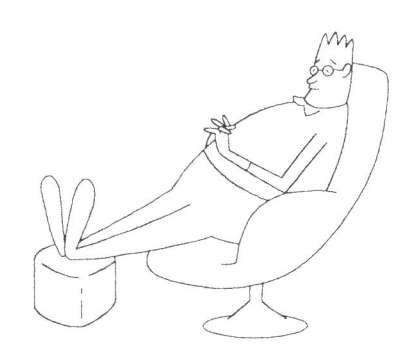

## Gさんの活動と気分のモニタリング表

| 時　間 | | 日曜日 | 月曜日 |
|---|---|---|---|
| 午前7時 | 活動 | 朝食 - トーストを食べる。キッチンで新聞を読む。 | 朝食 - トーストを食べる。キッチンで新聞を読む。 |
| | 気分 | 抑うつ 6 | 抑うつ 8 |
| 午前8時 | 活動 | 寝室で着替える。職場まで高速道路を運転する。 | 寝室で着替える。職場まで高速道路を運転する。 |
| | 気分 | 抑うつ 8 | 抑うつ 8 |
| 午前9時 | 活動 | 喫茶店でコーヒーを飲む。 | 午後まで会議。 |
| | 気分 | リラックス 5　抑うつ 1 | 抑うつ 5 |
| 午前10時 | 活動 | 報告書を書く。 | 打ち合わせ。 |
| | 気分 | 抑うつ 5 | 抑うつ 5 |
| 午前11時 | 活動 | | |
| | 気分 | | |
| 正　午 | 活動 | | |
| | 気分 | | |
| 午後1時 | 活動 | | |
| | 気分 | | |
| 午後6時 | 活動 | キッチンで夕食 - サーモンとブロッコリーを食べる。 | キッチンで夕食 - 焼いた鶏とジャガイモを食べる。 |
| | 気分 | 抑うつ 7 | 抑うつ 6 |
| 午後7時 | 活動 | 寝る時間までテレビのドキュメンタリー番組を見る。 | 寝るまで、再放送のコメディドラマを見る。 |
| | 気分 | 抑うつ 7 | 抑うつ 8 |

| 時　間 | | 火曜日 | 水曜日 |
|---|---|---|---|
| 午前7時 | 活動 | 朝食 - シリアルを食べる。キッチンで新聞を読む。 | 朝食 - トーストを食べる。キッチンで新聞を読む。 |
| | 気分 | 抑うつ6 | 抑うつ6 |
| 午前8時 | 活動 | 寝室で着替える。職場まで高速道路を運転する。 | 寝室で着替える。職場まで高速道路を運転する。 |
| | 気分 | 抑うつ8 | 抑うつ8 |
| 午前9時 | 活動 | 売店で買ったコーヒーを外のテーブル席に座って飲む。 | 1日中外回り。高速道路を運転する。 |
| | 気分 | くつろぐ6 | 抑うつ3 |
| 午前10時 | 活動 | 会議室で上司と打ち合わせ。 | 外回り。 |
| | 気分 | 抑うつ8 | 抑うつ3 |
| 午前11時 | 活動 | たまっていた仕事を机に向かって片付ける。 | 外回り。 |
| | 気分 | 抑うつ8 | 抑うつ3　興味5 |
| 正　午 | 活動 | 具合が悪く、家に帰る。 | 昼休みに個人的な用事で車を運転する。 |
| | 気分 | 抑うつ9 | 抑うつ2　達成感3 |
| 午後1時 | 活動 | 5時30分まで眠る。 | |
| | 気分 | | |
| 午後6時 | 活動 | 夕食 - ソファーに座り、テレビでニュースを見ながら冷凍食品を食べ、ビールを飲む。 | キッチンで夕食 - 焼いた鶏とニンジン、サラダを食べる。 |
| | 気分 | 抑うつ10 | 抑うつ3 |
| 午後7時 | 活動 | | 友だちと一緒にアクション映画を見る。 |
| | 気分 | | 抑うつ1　幸福感4 |

Gさんの活動と気分にはいくつかの関連性がありました。1つ目は、ほとんどの日、朝方と夕方以降に気分が落ち込んでいます。これらの時間はGさんが仕事をしていない時間帯で、このパターンは変える必要があります。さらに、このパターンが「いつも気分が滅入っている」と認識する原因となっていました。2つ目に、Gさんが感じる気分の落ち込みは、実際にはかなりの変動があることがわかりました。たとえば、Gさんは水曜日には午前9時から仕事を始めていますが、気分の抑うつレベルは3で、その後も低いままでした。これはほかの日の気分の抑うつレベルが5〜8であることを考えると、水曜日は特に低いことがわかります。これは、Gさんが会社外で顧客との打ち合わせをした日でした。

　Gさんがコーヒーを持って仕事に取りかかる際にも、わずかですが重要な違いがあります。コーヒーを飲むことで、短時間ですが、リラックスしてくつろぐことができ、抑うつも改善するようです。その時間は、同僚とコミュニケーションをとっている時間でした。Gさんは、コーヒーを飲みながら、同僚と仕事上のストレスを共有しており、このような会話が有効であることに気づきました。

　気分の落ち込みにいかに反応するかが、その後の気分に影響を与えています。たとえば、火曜日にGさんは上司と打ち合わせをしましたが、そのときに売上を伸ばす必要があることを指摘されました。この打ち合わせのあとの数時間、自分の席に座り、上司との会話を思い返し、先々の心配をずっとしていました。気分の落ち込みは、徐々に10段階中8まで上がり、具合が悪くなって早退し（抑うつレベルは9）、その日の午後は寝ていました。そして起き上がって夕食をとり、ビールを飲みました（抑うつレベルは10）。Gさんは抑うつをなんとかしようとして、ますます気分を悪くしており、うつのループにはまっていったと考えられます。もし、思い返して心配する、家に帰る、寝る、ビールを飲む代わりに、電話をかける、友人をランチに誘うなどといった別の行動をとっていたら、どうなっていたでしょうか？　気分に大きな違いはない場合もあるでしょうが、元気さを取り戻し、仕事を片付け、気分の落ち込みが小さくなっていたかもしれません。

　これに対して、水曜日の夜は、気分の抑うつのレベルは3でした。テレビを見る（いつものパターン）よりも、友だちに電話をして映画を見ることに決めた日です。その日、友だちと過ごしたあと、Gさんは初めて幸福感を感じ、気分の抑うつはレベル1まで下がっていました。

## 練習問題　1週間の活動と気分をモニタリングしよう

　これから1週間、少なくとも1日3回、活動と気分のモニタリング表を記入しましょう（たとえば、昼食・夕食・寝る前の3回）。気分が落ち込んでいるときには、数時間前のことを正確に思い出して記録するのはとても難しいので、その都度記入できればさらによいでしょう。空欄にそれぞれの活動を記録しましょう。同じ活動を1時間以上続けておこなっているのであれば、次の時間は空白にするか、前の活動が続いているとわかるように印をつけましょう。もし、1時間の中でいろいろな活動をしたら、可能な範囲で書き込みましょう（特に、異なった活動で異なった気分を感じたのであれば）。

　それぞれの活動について、あなたがどのように感じたかを1、2語で表し、感情の強さを1〜10までで評価しましょう（1が最も弱く、10が最も強い）。以下は書き込みの際に役立つ一般的な感情のリストです。

| 悲しさ | うれしさ | 怒り | 不安 |
|---|---|---|---|
| 当惑 | 喜び | 激怒 | 恐怖 |
| 恥 | 幸福 | 憤慨 | おびえ |
| 絶望 | 楽しさ | 不機嫌 | ゾッとする |
| 憂うつ | 高揚 | イラ立ち | 緊張 |
| 陰気 | 興奮 | 頭にくる | 心配 |
| 悲観 | 情熱的 | 憤り | 驚き |

　活動と気分のモニタリング表は1日分しかないので、書き込む前にあらかじめコピーしておきましょう。

　少なくとも1週間、活動と気分のモニタリングをおこない、終了するまで次に読み進まないようにしましょう。

## 活動と気分のモニタリング表

この表を書き込む前にコピーをとっておきましょう。あとの練習問題でもこの表を使います。その時間にあなたがした活動と感じたことを記入してください。その感情を1から10段階で評価してください。1はその感情が最も弱い状態で10は最も強い状態を示します。

| 時　　　間 | | 日付： |
|---|---|---|
| 午前0時 | 活動 | |
| | 気分 | |
| 午前1時 | 活動 | |
| | 気分 | |
| 午前2時 | 活動 | |
| | 気分 | |
| 午前3時 | 活動 | |
| | 気分 | |
| 午前4時 | 活動 | |
| | 気分 | |
| 午前5時 | 活動 | |
| | 気分 | |
| 午前6時 | 活動 | |
| | 気分 | |
| 午前7時 | 活動 | |
| | 気分 | |
| 午前8時 | 活動 | |
| | 気分 | |
| 午前9時 | 活動 | |
| | 気分 | |
| 午前10時 | 活動 | |
| | 気分 | |
| 午前11時 | 活動 | |
| | 気分 | |

| 時　　間 | | |
|---|---|---|
| 正　　午 | 活動 | |
| | 気分 | |
| 午後1時 | 活動 | |
| | 気分 | |
| 午後2時 | 活動 | |
| | 気分 | |
| 午後3時 | 活動 | |
| | 気分 | |
| 午後4時 | 活動 | |
| | 気分 | |
| 午後5時 | 活動 | |
| | 気分 | |
| 午後6時 | 活動 | |
| | 気分 | |
| 午後7時 | 活動 | |
| | 気分 | |
| 午後8時 | 活動 | |
| | 気分 | |
| 午後9時 | 活動 | |
| | 気分 | |
| 午後10時 | 活動 | |
| | 気分 | |
| 午後11時 | 活動 | |
| | 気分 | |

## ♣ 活動が変わると気分も変わる

　同じ出来事であっても、その感じ方は状況によって変わります。たとえば、仲の良い友人たちと旅行に行き、大好物の果物を食べたとします。そんな状況では、満足感と喜びを感じ、感情の強さを10と評価するかもしれません。しかし、締切に追われたとても忙しい日に、急いで仕事を片付けているとします。その状況で同じ果物を食べたとしても、満足感と喜びを感じるかもしれませんが、その強さを2〜3と評価するかもしれません。すなわち、活動と気分のモニタリング表で感情の強さを評価する際には、全体的な状況を十分に考慮した上で評価する必要があります。

### ☑ チェックポイント

■あなたは活動と気分の関連性について何か気づきましたか？

　　　　　□ はい　　　　□ いいえ


## ♣ 活動と気分について気づくこと

　活動と気分の関連を意識することにより、新たに気づくことがあります。よく気づかれることには以下のようなものがあります。

- 気分の変化
- 気分の変化の無さ
- 1日のうちのしんどい時間帯
- 1日のうちの楽な時間帯
- 困難な状況や活動
- 楽しい状況や活動
- うつのループ

　あなたは、思っていたよりも自分の気分が変動していることに気づくかもしれません。過去を振り返ったとき、わずか数時間前の記憶であってもうつの影響を受けます。そのためGさんのように、自分は「いつも憂うつだ」と感じているかもしれません。しかし、自分の体験をそれが起きた直後に記録したとすれば、自分の気分にもっと変化があることに気づくでしょう。あなたの気分が

ほとんど1日中うつだったとしても、実際にはうつの程度はさまざまに変化しています。これらの変化は、うつが強まったり弱まったりする状況、活動、時間帯を知る手がかりとなります。

気分の変化がまったくない場合もあります。たとえば、ある人は常に「憂うつ」と「退屈」という感情を記録しました。その強さもほとんど変わりませんでした。そのため、治療ではほかの感情を生み出す状況や活動を見つけることを取り入れました。たとえば、1つの実験として、友人とお笑いライブに行って自分の気分の幅が変化するかを観察しました。

自分の活動と気分のモニタリング表を見直すと、しんどい時間帯があることに気づくでしょう。それは朝かもしれませんし、帰宅する時間や夕食の時間かもしれません。逆に、1日の中でいくらかましな時間帯もあるかもしれません。ある人は、トレーニングジムにいるときはいつも、憂うつな気分が軽くなっていることに気づきました。ジムでの状況をくわしく調べてみると、運動中は憂うつになりそうなことを考えていませんでした。そこで、ほかの時間帯にも熱中できる別の活動を取り入れることにしました。

## ✤うつのループについて

活動を観察して気づくものにうつのループがあります。うつのループは不快な出来事に対処しようとして生じるもので、一時的にはつらい感情や不快な感情から逃れるのに役立ちますが、長期的にはうつを悪化させます。うつのループは、解決を必要とする問題をそのままにするばかりか、うつを長引かせる新たな問題を作り出します。

活動と気分のモニタリング表を見直して、比較的うつが強い時間を探しましょう。その1、2時間後に、あなたの気分は良くなったでしょうか、それとも悪くなったでしょうか？　もし、気分がさらに悪くなっていたとしたら、それは憂うつな感情や困難な状況にどう対処したかに関係しています。たとえば、多くの人はうつに対処するために、引きこもったり、感情や状況から逃げ出そうとします。これらの回避行動には、ふて寝、引きこもり、飲酒など、一時的にあなたの避けたいことから遠ざかるあらゆる方法があります。これらの行動があったとしても、恥じたり自責的になったりする必要はありません。回避行動はうつに対する自然な反応で、短期的には役立つものです。回避については第3章で詳述します。

## 実験を始める：戦略的に変化するために

　もし、あなたの行動が気分に影響を与えるとしたら、あなたの行動や行動のやり方を変えることで気分を変えることができます。本章の残りで、あなたの日々の行動のやり方を戦略的に変えることについて述べます。まず、簡単で実行可能な目標を設定し、小さな行動の変化を起こしてみましょう。ここでの目標は、うつを完全に克服することではなく、行動の変化によって気分に少しでも影響があるかを観察することです。以下の7つのステップに従えば、必要な変化をより簡単に起こすことができます。

### ✤ステップ1：あなたをうつにする状況と行動を特定する

　困難な状況に対してどのようにふるまうかが、あなたがさらに落ち込むかそれとも和らぐかを左右します。

> 🖉 **練習問題**　あなたの気分を悪化させる行動を見つけよう

　過去1週間にあなたが記入した活動と気分のモニタリング表を振り返ってみましょう。あなたの気分を悪くしているように見える状況とそれに対応する行動を1つか2つ選んでください。もし、ほとんど気分が変わらず憂うつだったら、気分の改善に役に立っておらず変えたほうがよさそうな状況や行動を1つ選んでください。下の空欄に、曜日と時間、行動が起こった状況、その状況での行動を記入してください。今は、「代わりの行動」の欄は空けておいてください。活動と気分のモニタリング表と同じように、可能な限りくわしく記入してください。

曜日と時間：
..................................................................................

状況：
..................................................................................

現在の行動：
..................................................................................

代わりの行動：
..................................................................................

曜日と時間：
..........................................................................................

状況：
..........................................................................................

現在の行動：
..........................................................................................

代わりの行動：
..........................................................................................

## ✣ステップ２：代わりの行動を考える

　あなたの気分を悪化させるいかなる行動に対しても、気分や生活の状況を改善する代わりの行動が存在します。もし台所が汚く、流しには汚れた皿が積み上げられた状況で、そこから立ち去って昼寝をすれば、長い目で見るとさらに落ち込みはひどくなるでしょう。しかし、一部の食器だけでも洗えば、気が楽になるし、少なくとも台所の状況は改善します。

### ✎練習問題　代わりの行動を見つけよう

　それぞれの状況と行動に対して、代わりの行動をできるだけ多く考えて、前回の練習問題で空けておいた欄に書き足してください。どの行動が役立つだろうかとは考えないでください。あなたの気分を悪化させる行動や効果の無い行動も含まれることもありますが、この段階ではブレインストーミングすることが目的なので、できるだけ多くの代わりの行動を書き出してください。

《Ｆさんの例》32ページのＦさんの記入例です。

曜日と時間：月曜日〜金曜日　午後６〜７時
..........................................................................................

状況：家、仕事のあと
..........................................................................................

現在の行動：テレビを見る
..........................................................................................

代わりの行動：ベッドで寝る、ジョギングに行く、支払いをする、
..........................................................................................

コーヒーショップまで歩く、友だちや家族に電話する、仕事の遅れを取り戻す、家を掃除する、庭仕事をする

＊　　　＊　　　＊

曜日と時間：土曜日・日曜日　午前7〜9時

状況：家、週末の朝

現在の行動：ベッドで寝ている、コーヒーを飲む

代わりの行動：公園に犬を連れて行く、朝食を作り新聞を読む、ジョギングに行く、テレビを見る、家を掃除する

　それぞれの状況に対して代わりの行動を考え始めると、Fさんは何も行動していないにもかかわらず、ちょっとほっとでき、希望を感じました。うつのときには、自分には何の選択肢もなく、わずかな生活の変化を起こす力もないと感じ、可能な変化さえも考えることをやめてしまいます。Fさんが他の選択肢を考え始めたとき、実行するとさらに落ち込みそうなものも含まれていましたが、自分をコントロールできる感じをわずかですが持つことができました。Fさんは、自分は選択肢を持っていること、どの行動を選ぶかは自分で決められることを理解しました。

## ❖ステップ3：代わりの行動を選び、週の予定に組み込む

　あなたがリストに挙げたそれぞれの状況に対する代わりの行動を見直してみましょう。その状況においてあなたの気分を改善してくれそうな代わりの行動を選択しましょう。その際に、行動は実行しやすいものを選びましょう。たとえば、1週間に毎日1時間の運動をすることは、現在、何も運動していないとしたら難易度が高すぎます。さらに、自分が自信を持って実行できる行動を選択しましょう。ここで必要なことは小さな成功体験で、難易度が高い目標を達

成することではありません。成功体験をくり返すことで、自分の気分をよりコントロールできると感じられれば、大きな挑戦も可能となります。

　Fさんは、代わりの行動のリストを見て、平日の夕方6〜7時の時間帯で、ベッドで寝る、支払いをする、仕事の遅れを取り戻すなどの行動は自分の気分を良くするのには役立たないと思いました。Fさんは1日しんどい仕事をしたので、この時間は何か楽しめることをしたいと考えました。Fさんはジョギングしたら気分が良くなるかもしれないと思いましたが、体調が悪くなってよけいに落ち込むかもしれないとも考えました。結局Fさんは、最初の2日はコーヒーショップまで歩くか、友だちや家族に電話する、3日目の夜にジョギングをすることに決めました。Fさんはこれらの活動を来週の活動モニタリング表の予定に組み込みました。それから、Fさんは次のような自分との契約書を作成しました。

---

実験として、私は月曜日と火曜日の午後6時から7時の間コーヒーショップまで歩くか、友人もしくは家族に電話します。水曜日の夜、私は同じ時間帯にジョギングをします。私の目標はこれらの行動がどれだけ自分の気分に影響を与えるかを観察することです。

署名：　F

---

　Fさんは土曜日と日曜日の朝にも同じような計画を作りました。Fさんはカレンダーに代わりの活動の予定を書き込み、自分との契約書を作成しました。自分との契約書を作成することに少し違和感を抱くかもしれませんが、契約書を作ることによって行動変化をやりとげる可能性が上がることがわかっています。他の人の前で契約を明言することはさらに成功率を高めます。

## ✤ステップ4：実験的な態度をとる

　実験的な態度をとることはきわめて重要です。実験は、あなたの意志を試すテストでも、行動活性化があなたにとって正しい治療法かを試すテストでもありません。実験は、単にある行動があなたの気分に影響を与えるかどうかをみる方法です。

　うつがひどいときには、実験的な態度をとることさえ難しいことがあります。絶望的な考えや感情により、変化は必ず失敗するように思えます。しかし、ど

んな考えや感情であろうとも、変化に身をゆだねてみることが大切です。計画に基づいて実験的に行動することは、あなたの気分に肯定的な効果をもたらす可能性があります。

　さらに、実験的な態度をとることは、過剰な期待を持たないことも意味します。実験で得られた変化が、一晩であなたを楽天的な人間に変身させるわけではありません。

## ♣ステップ5：新しい行動を試して、その効果を観察する

　実験をおこなうことを約束したら、新しい行動を試して、効果を観察しましょう。

### 練習問題　1週間の活動の計画を立てよう

　これから、何も書かれていない活動と気分のモニタリング表を使って、いくつかの活動を計画し、いつ実行するかを決めましょう。翌週のある日にやろうとする変化や実行する時間帯を書き込んでください。あなたはその表を計画帳やスケジュール帳のように使うことができます。新しい行動をおこなう場合、気分のモニタリングを忘れないようにしましょう。活動の計画を立てられない場合には、自分の行動と気分のモニタリングを続けましょう。

　あなたが自分の行動に変化を起こす際に重要なポイントが3つあります。1つ目は、新しい行動をするときにその行動に集中することです。過去に起こったことや将来起こるかもしれないことではなく、今あなたが取り組んでいることに集中してください。たとえば、あなたが散歩をしている間中、ずっと憂うつなことを考えていたとしたら、それは散歩ではなく考えに集中していることになります。散歩するということは、歩きながら周囲の景色を眺め、太陽や風を感じ、鳥のさえずりに耳を傾けることを意味します。

　2つ目のポイントは、実験の途中に結果を評価しないことです。友人と電話（新しい行動）をしている間、「うまくいかない。私は落ち込んだままだ」などと考えている自分に気づくかもしれません。実験がうまくいくかどうかに注目しているときには、あなたは自分がやっていることに集中しないで、評価を気にしています。新しい活動をしている間は、何を体験しようが、体験するままに任せて、評価はあとでおこないましょう。

3つ目は、1回だけでなくくり返し行動することです。優れた科学者は常に複数回の実験をおこないます。なぜなら、結果は変動するからです。あなたが自分の気分への影響について何らかの結論を下す前に、少なくとも3回は新しい行動を試すことをお勧めします。

## ❖ステップ6：実験の結果を評価する

 新しい行動をおこなって何か気づきましたか？　新しい行動の実験をおこなったあとには結果を評価しましょう。

### 練習問題　実験の結果を比較しよう

 新しい行動を終えたら、できるだけ早く活動と気分のモニタリング表であなたの気分を評価しましょう。それぞれの行動を少なくとも3回試したら、1週間前の同じ時刻または同じ状況の気分と比較しましょう。あなたは何を学びましたか？　あなたの気分に実験の影響はありましたか？　影響があったとしたら、実験中に気分は改善しましたか？　それとも悪化しましたか？

## ❖ステップ7：新たな実験に挑戦し続ける

 継続して実験し、結果を観察し比較する必要があります。挑戦し続けることは重要で、性急な解決は期待しないでください。もし、最初におこなった行動によって良い結果が得られたとしたら、その行動を継続したいと思うはずです。逆に、良い結果が得られなかったとしたら、どうでしょうか？　次に、気分に良い影響が得られない場合の理由を挙げています。

- 新しい行動は有用でない。
  なぜその行動が有用でなかったかを考えてください。代わりの別の行動を考え、新たな実験で試してください。
- 実験中に気がそれる。
  どんなときに自分が集中していないかを観察し、やっていることに集中して練習してください。
- 今の気分では、実験のときにどのように感じたかを思い出すのが難しい。
  できる限りくわしく実験をイメージして、今現在どう感じるかではなく、

そのときあなたがどのように感じていたかを思い出してください。

実験を少なくとも2〜3週間は続けることをお勧めします。たとえわずかでもあなたの気分を改善するのであれば、その行動を決められた日課としておこないましょう。

## 第2章のまとめ

　日々あなたがおこなっていることはあなたの気分に強い影響を与えています。うつを維持している行動は自動的におこなわれているため、そのことに気づくことが難しく、習慣化しやすいものです。うつを終わらせるための最初のステップは、状況・行動・気分の関連性を強く意識することです。活動と気分のモニタリング表は、あなたのうつについて情報を集めるのに役立ちます。集めた情報を詳細に検討することによって、あなたの気分に悪い影響を与えるパターンを明らかにすることができます。

　実験的な態度をとることは、新たな行動を試み、その影響を観察するのに役立ちます。実験的に新しい行動をくり返すことによって、自分の気分に良い影響を与える活動を知ることができます。自分の行動が気分に良い影響を及ぼすことを理解すれば、うつを終わらせるための次のステップに進む大きな自信を持つことができます。

# 第2部
## うつを治す

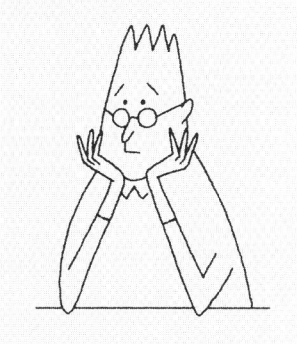

```
┌─ 第3章 ─┐
"TRAP（トラップ）"から"TRAC（トラック）"へ
    ↓
┌─ 第4章 ─┐
ACTIONする：変化のための最初の一歩
    ↓
┌─ 第5章 ─┐
反すうを克服する
```

# 第3章
# "TRAP(トラップ)"から
# "TRAC(トラック)"へ

　うつのときには、生活の中でやらなければならない基本的なことさえも圧倒されて、ほとんどできないように感じることがあります。この章では、うつの重要な心理的・行動的なプロセスとして「回避」について理解し、自分の回避行動に気づき、回避行動を変えるための簡単な方法を身につけることを目標とします。

## 回避は強い力を持つ習慣

　Hさんは33歳、2児の母親で、上の子は小学2年生、下の子は幼稚園に通っています。夫の仕事はインターネットを使っておこなえるため、勤務時間に融通がききます。数年前に第二子を出産したあと、Hさんはうつ症状を認めるようになり、産後うつ病と診断されました。薬物療法の効果もあって、徐々に子どもの面倒もみられるようになり、公園で他の母親と談笑することもできるようになりました。

　下の子が6か月になり、Hさんは仕事に復帰しましたが、子どもたちを病院に連れて行くため何度か休みをとらなければなりませんでした。Hさんは、子どもが病気のとき以外はきちんと仕事をしていましたが、「休みが多いんじゃないのか。勤務時間外に病院の予約は取れないのか？」と上司に言われました。Hさんは上司が怖くなり、仕事に遅刻するようになりました。Hさんに代わって夫が朝の家事や育児をしてくれるようになりましたが、それでも出勤時間は日に日に遅くなっていきました。上司はますます怒り、遅刻について厳しく注意しました。

　注意されてHさんはますます上司が怖くなりました。彼女は、上司が自分の

ことを嫌っていると考え、病気を理由に仕事を欠勤するようになりました。夫が朝から仕事に出かけてしまい、起きられずに欠勤の連絡ができないときもありました。とうとうHさんは解雇されました。

　その数年後、母親が脳出血で急死すると、Hさんのうつはさらに悪化し、子どもたちが学校に行っている間に家事をやり終えることが困難になってきました。Hさんは、起床後、皿洗いを始めると、洗濯のことが気になりだし、洗い場に行って山のような洗濯物を目の前にすると、どうしていいかわからなくなってしまいます。乾燥機から洗濯物を取り出してもどこに置けばよいかわからず、長時間放っておいたため、洗濯物がしわくちゃになっていることに後で気づきます。Hさんは疲れ果て、終日ソファーで横になり、夫が帰宅する頃にようやく起き出してくるといった毎日でした。夕方になると数時間、子どものためにセーターを編みます。編み物は楽しみで、調子の悪いときでもその悪さを忘れることができました。

　このような状況に耐えられなくなった夫としばしば口論になりました。Hさんは自分が職場だけでなく、母親や主婦としても失格だと考えるようになりました。夫は、治療を受けなければ離婚すると迫り、夫の強い主張で、彼女は治療を受け始めました。

## ♣回避のパターンを見つける

　Hさんは、上司に対する不快な思いが増すにつれて職場に行くことを避けるようになりました。また、家事も大きなプレッシャーとなるにつれて避けるようになりました。回避行動は必ずしも簡単に判断できるものではなく、たとえばセーターを編むことのように、表面的には適応的な行動にみえることもあります。その行動が生じている状況や前後関係を考え、回避行動か否かの判断をする必要があります。変化は容易ではなく、しばしば不安を引き起こします。多くの人にとって不安は回避したいので、うつのループにはまっていきます。したがって、うつを治すためには、回避を認識し、回避に働きかけることが重要となります。

## 回避とは何か？

　うつのときに正しいと思っている行動のほとんどは、逃避や回避である可能

性があります。逃避は不快な状況から逃げ出すこと、回避は不快な状況から何度も逃避したあとにその状況に近づかないことを学習した行動です。回避は「長期的には役立たないが短期的には不快や不安を引き起こす行動を、不快や不安を和らげる行動へ置き換えること」と定義されます。すなわち、回避によって困難なつらい体験から一時的に逃れることはできますが、長期的には回避は効果がないばかりか、悪い方向に作用します。

## ❖苦痛に対する自然な反応としての回避

Hさんの例には、よくある回避行動がいくつか認められます。誰でも時には先延ばしにすることがあります。適切な状況においては、回避は、危険な状況から逃れるために有用で自然な反応です。しかし、うつのときには治療を困難にします。

## ❖逃走・闘争反応

危険に対する逃走・闘争反応について聞いたことがありませんか？ これは、生まれながらに備わっている反応で、逃げる準備をしたり、闘う態勢を整えたりすることです。

これらの反応は、何千年もの間、人の行動レパートリーとなってきました。人は脅威や脅威と感じる状況を回避しようとします。うつになったときには、ふだんならなんでもないことが脅威的にみえてきます。たとえば、友だちに電話することは、友だちは私の話に興味がなく、一緒に話したくないのだという脅威を引き起こす可能性があります。新しい仕事を探すことは、仕事が見つからないという脅威を引き起こす可能性があります。朝、ベッドから出ることは、さらに気分が悪化するという脅威を引き起こすかもしれません。脅威を避けるための反応が状況によっては害になります。

### ✓チェックポイント
■回避が役に立つ場合や役に立たない場合があることがわかりましたか？

☐ はい　　　☐ いいえ

## ❖回避は必ずしも意図的なものではない

　うつになったとき、「不快なことを避けるためにできることは何でもしよう」と宣言する人はいません。回避の過程は、とらえることが難しく、意識されない自動的な思考過程です。たとえば、ある作家はうつになったとき、次の本の執筆をするためにパソコンに向かっている際にも、自分の本がどのくらい売れているかをネット上で確認し、何度もメールチェックをしていました。そのことに気づく前は、１時間に10〜20回はメールをチェックし、１日４時間以上もネットサーフィンをしていました。すでに頭の中で本の構想は固まっており、あらすじも練れていましたが、うつになってからは登場人物に気持ちが入らず、ネットサーフィンに興じるようになりました。では、どうして長時間のインターネットやたびたびのメールチェックが習慣化したのでしょうか？

　彼は意図的にこの習慣を身につけたわけではありません。書くことの苦痛や絶望感を一時的に軽減しようとして、行動自体が習慣化してしまったのです。あなたがうつのときに用いる回避も同じです。

### 🖉練習問題　逃避行動と回避行動を見つけよう

　うつにプラスの効果がありそうだと考えてやろうとしたけれども、結局、反対のことをしてしまったというような状況を思い出してみてください。たとえば、約束した友人に会いに行く途中で引き返し、電話で体調が悪いと連絡したといったようなことです。

　あなたがやろうとした行動について書いてみましょう。

..................................................................................

..................................................................................

　その途中に起こりそうなことをすべて書き出しましょう。

..................................................................................

..................................................................................

左ページのリストを見直してください。これらは、元々やろうとした活動をやりとげる必要性を弱めてくれそうですか？　それらは、テレビ番組を見るとかスナック菓子を間食するといった現実逃避の行動ではありませんか？　あなたにとって逃避や回避と考えられる行動にチェックをつけましょう。

## 何を回避しているのか？

　あなたは、「疲労感を感じて横になっているだけで、何を回避しているのだろうか？」と考えるかもしれません。この疑問は理解できます。何を回避しているかを知ることが困難な場合もよくあります。

### ✤ 疲労に圧倒される：不快な感情を回避する方法

　疲労はうつによくみられる症状です。疲労を感じたときに横になったり眠ったりすることは自然なことです。仕事で長い1日が終わったあとや日常生活の中で疲れを感じたときに横になるのは健康的な反応で、疲労回復になります。しかし、うつのときに横になっても疲労回復はできません。むしろ横になることでより疲れを感じてしまいます。なのに、どうして横になって過ごすのでしょうか。1つの可能性として、横になっていることで、起きていた場合に出会うかもしれない状況や感情を回避できることがあります。では、Ｉさんの例を見てみましょう。

　Ｉさんの活動と気分のモニタリング表から、1日の中で朝方にうつが悪化することは明らかでした。彼女は毎朝6時30分に目覚め、ベッドの中で30分から1時間ごろごろしていました。そして、出勤の支度を始めなければならない時間になると、片付けなければならない仕事についてくり返し考え始め、ストレスと不安に押しつぶされそうになり、ベッドから起き上がることができませんでした。そんな日は、会社に電話し、1、2時間遅れて仕事に行きます。Ｉさんはこのパターンをコントロールすることはまったく不可能だと思っており、「ばかばかしいと思うけど、ベッドから出るなんて想像できない。考えるだけでも圧倒されそう」と言っています。

　ベッドの中で過ごすことによって、Ｉさんは何を回避しているのでしょう。ベッドから起きても、身体的な苦痛もなければ、批判されたり、生活がさらに困難になることもありません。実際、無理して起きてみたときは、むしろうま

くいく傾向にありました。より早い時間に職場に到着し、いくつかの仕事を片付けることができ、自分自身でも調子がいいと感じられました。

　Ｉさんが回避していることは、職場に行くことに関連した考え、感情、不安などでした。シャワーを浴びたり、服を着替えたりしているとき、外見を心配したり、最近増えた体重のことを考えていることに気づいていました。また、車で職場に向かっている最中、自分が受け持っているプロジェクトが終わらなかった場合に起こりうるあらゆる悪いことについて思い浮かべてしまうこともわかっていました。職場に着いて、自分のデスクに座り、山のような書類を見たとき、強い不安を感じることもわかっていました。これらの心配と比べて、ベッドの中にいれば、落ち込みや不安を感じるものの、一時的ではあってもささやかな安らぎが得られることがわかりました。

### 練習問題　回避行動チェックリスト

　以下に示したのは、うつになったときに回避する可能性のある状況と活動、回避している感情のリストです。リストを見て、あなたが回避しやすいものに〇をつけましょう。また、回避によってもたらされる短期的な結果と長期的な結果について考えてみましょう。回避することで、気分が良くなりますか？　安心感が続きますか？　うつは良くなりますか？　それとも悪くなりますか？

| 回避する可能性のある状況と活動 | 回避している感情 |
| --- | --- |
| 家族、友人、同僚との対立 | 悲しみ |
| 困難な業務や雑用 | 怒り |
| 重要な生活上の変化（転職、引っ越し） | 悲嘆 |
| 他者との交流 | 不安 |
| 労働 | 恐怖 |
| 運動 | 恥ずかしさ |
| 以前は楽しかった活動 | 罪悪感 |

その他、回避している状況や活動はありますか？

..........................................................................................

..........................................................................................

## ✤ 回避パターンはいかに作られるか？

「羹に懲りて膾を吹く」ということわざがあります。これは、以前の失敗に懲りて必要以上の用心をするという意味です。これが回避パターンにはまり込むしくみです。Ｉさんは職場に行くことが苦痛で、ベッドにいれば長期的にはうつを悪化させるとしても一時的には安らぎを与えてくれることを経験的に知っていました。つまり、Ｉさんが毎朝とっていた行動は、過去の経験から学習した対処法でした。

## ✤ 回避はなぜダメなのか？

回避はある状況では適応的な行動です。たとえば、夜間、強盗が隠れていそうな暗い道を避けるのは適応的といえます。しかし、回避が問題となるような状況も多くあります。たとえば、不快な人間関係や解決しなければならない問題がある状況で、問題への対処を回避することは、先延ばしにしかなりません。最愛の人を失った悲嘆や苦悩を回避することは、自然な悲嘆反応を妨げます。借金の支払いを回避すると、経済的な不安が続く上に、支払いもさらに大変になります。

> **練習問題** 適応的な回避と問題のある回避

左側の欄に適応的な回避、右側の欄に問題のある回避を書いてみましょう。

| 適応的な回避 | 問題のある回避 |
| --- | --- |
|  |  |
|  |  |
|  |  |
|  |  |

回避は、ある実験によって簡単に体験できます。これから15秒間、ピンクの熊について頭の中で考えたり、想像したりしないようにしてみましょう。あらゆる方法を使ってピンクの熊をイメージしないようにしましょう。

どうでしたか？　通常、ピンクの熊について考えないようにすればするほど、

考えてしまいます。おそらく「ピンクの熊について考えるべきではない」という考えが、ピンクの熊を頭の中で何度も思い出させてしまうからです。あなたがうつのときにも同じことが起こります。たとえば、書類仕事の片付けを回避しようとすればするほど、ますます書類仕事について心配するようになります。

## ♣回避行動をどう判断するか？

　回避行動とは、一時的には困難な状況や感情を避けられても、長期的にはうつを改善せず、むしろ悪化させる行動です。あなた自身の行動が回避か否かを判断するために、状況をさまざまな視点から見直す必要があります。ある状況において役立つ行動でも、別の状況では回避行動となる場合があります。Hさんの例を思い出してください。Hさんは皿洗いや洗濯に取り組まなければならない状況で、セーターを編んでいました。誕生日の前に子どもへのプレゼントとしてセーターを編んでいたとしたら、編み物をすることは適切な行動と考えられます。しかし、家事をやらなければいけない状況では、編み物は目前の不快な問題からの回避や気晴らしになっていました。

　行動の結果からも、回避か否かが判断できます。たとえば、チョコレートを食べることは、状況と結果によって異なる機能を持ちます。ある人が食事を軽めに済ませたあと、甘い物が少しほしくなり、チョコレートを食べたとしたら、食べることは欲求を満たす良い方法として機能しています。これとは異なり、満腹なのに退屈を紛らわそうとしてチョコレートをむさぼり食べた状況を想像してください。同じようにチョコレートを食べても、満足感は得られず、嫌気がさし、吐き気もします。チョコレートを食べるという行為は同じですが、結果は異なっています。チョコレートを食べることは退屈を紛らわすのに役立っていますが、同時に嫌悪感や体調の悪化をもたらしています。

### 回避行動を確かめる方法

　回避行動か否かを確かめる1つの方法は、状況と結果を検討することです。
　**状況**……その行動はどのような状況で生じていますか？　いつ、どこで、誰といるときに、その状況に困難を感じますか？　その状況に対してどのように反応していますか？
　**結果**……その行動によってどのような結果になりましたか？　気分が良くなりますか？　問題を解決できましたか？　事態は変わらないままでしたか、それとも悪化しましたか？

## TRAPを定義する

　私たちは、回避行動を認識し、変えるために"TRAP"という言葉を使います。"TRAP"は、いつのまにかはまってしまう罠を意味し、回避を理解するのに重要な事柄の頭文字から成っています。

　　きっかけ（**T**rigger）：影響を及ぼす状況
　　反応（**R**esponse）：きっかけに対する反応（しばしば情動的な反応）
　　回避パターン（**A**voidance **P**attern）：あなたがおこなっている回避行動

### ❖ きっかけ

　回避行動のきっかけは、過去や現在、外的あるいは内的なもの、人間関係などさまざまです。これからそれぞれのきっかけについて説明していきますが、自分の経験したきっかけを分類していく必要はありません。ここで重要なことは、回避行動を引き起こすいろいろなきっかけがあることを理解することです。しっかり見ないと気づきにくいものもあります。

#### 過去のきっかけ

　人は成長していく過程で、喪失、貧困、傷心、トラウマといったさまざまなネガティブな出来事を体験します。中には、人生早期から苦しみが始まる人もいます。人生早期の喪失体験とうつとの関連性が知られています。人、場所、物と関連した喪失体験が回避のきっかけだとしたら、それは過去に基づくきっかけです。

　不幸な出来事の記念日（たとえば、最愛の人が亡くなった日）が近づくと、体調が悪くなり、不安やうつが強まる人もいます。1年の単なる1日が、特別な意味を持ち、悲しみのきっかけとなり、うつを悪化させます。

　このような過去のきっかけは、いつも日付や時間とは限りません。長年聞いていなかった歌がラジオから流れ、その歌を聞いて落ち込んだ経験はないでしょうか？　その歌は人生のつらい時期に流行し、ラジオから頻繁に流れていたものかもしれません。その歌が過去のつらい感情を呼び起こすきっかけとなります。

　過去のきっかけは無数にあり、何がきっかけかわからない場合もあります。

そのため、すぐに思い出せないような過去の体験に対しても、気分が変わることがあります。気分の変化は、「何もないところからやってくる」わけではありません。

### 現在のきっかけ

現在も、回避を引き起こすきっかけになります。ある女性は交際中の男性と別れることを考えていましたが、実際には別れを告げていませんでした。もしそうすれば、彼は非常に傷つき、怒るだろうと確信していました。彼女は、毎朝起きるとすぐに別れ話について考えはじめ、悲しく、不安になりました。落ち着かず、家の中を歩き回り、電話やパソコンが目にはいるたびに、落ち込みがひどくなりました。この例では、2つのきっかけがありました。1つは、起床後すぐに考えはじめること、もう1つは彼と連絡をとる道具となる電話やパソコンでした。

### 外的なきっかけ

外的なきっかけはあなたの外側で起こり、どう反応するかに影響を与えます。たとえば、あなたの家に泥棒が入り、大切な宝物が盗まれて落ち込んでいるとします。泥棒も宝物の喪失も、明らかに外的な出来事になります。

### 内的なきっかけ

あなたの内面で生じている出来事は内的なきっかけです。たとえば、嫌な夢を見て落ち込んだ気分で目が覚める人がいます。多くの場合、夢のくわしい内容は覚えていないのですが、夢は内的なきっかけとして気分に強い影響を与えます。さらに、問題について極度に心配したり、強迫的になったりすることも、内的なきっかけになります。

### 人間関係によるきっかけ

人間関係もきっかけになります。誰もが無愛想な上司や不機嫌な配偶者を回避したいと思います。たとえば、先週の金曜日に上司にかなり叱られたとしたら、月曜日に上司と顔を合わせるのはかなりしんどい出来事になるでしょう。さらに家族や最愛の人との葛藤は回避行動を引き起こす強力なきっかけとなります。

## ♣ きっかけに反応する

　きっかけへの反応はしばしば情動を伴います。言い換えれば、あなたの活動の大部分は周囲の環境に対する情動的な反応です。たとえば、誰かに批判されれば、あなたは悲しみ、罪悪感、怒りを感じるし、逆に、何か良いことが起こったら、幸福感、希望、満足感を感じるでしょう。

### 不快な感情への対応

　情動的な反応はどのように回避と関係しているでしょうか？　通常、人は嫌な体験に遭遇すると、できるだけ早く対処し、不快な感情を取り除こうとします。この「不快な感情を取り除く」ことが、回避の出現に関連します。問題は、不快な感情を取り除くことは基本的に不可能で、情動的な反応を回避できない点にあります。さらに、不快な感情を取り除こうとして、アルコールや薬物の乱用といった別の問題を引き起こす可能性があることでも問題となります。

　では、不快な感情を取り除かないとしたら、どうするべきでしょうか？　不快な感情を取り除くことは反射的な動きです。私たちは、感情に対して反射的に行動することをやめ、あなたの行動が不快な感情に影響されないことを目標とします。たとえば、あなたがスーパーで積み上げられたスープの缶を倒したら、あなたは気恥ずかしさのあまり、ショッピングカートを置いてその場から逃げ出したいと思うかもしれません。けれども、責任があるので、自分で缶を元に戻すか、店員に助けを求めるかするでしょう。これは、感情に対する反射的な行動というより、もっと大きな目的（責任を果たす）に従って行動することの一例です。

## ♣ きっかけに対する特異的な情動反応

　以下に異なるタイプの情動反応を示します。それぞれを読みながら、あなたがこのような反応をしたときのことを考えてみてください。あなたの情動反応を引き起こす状況やきっかけを特定することもできるかもしれません。

### 悲しみの反応

　うつのきっかけに対する最も一般的な情動反応が悲しみです。仮にあなたが最愛の人の命日を恐れていたとします。できるだけその日を避けようと、苦心するかもしれません。しかし、どんなことをしてもその日はやってきます。では、

どうやってその日を避けるのでしょうか？　人は悲しみを避けるために、眠ること、酒を飲むこと、強迫的に仕事をすることなど、さまざまな方法を用います。これらの行動は、状況によっては適切な場合もありますが、もしあなたが命日にそれらの行動をおこない、悲しみを紛らわせたとしたら、それは回避として働きます。

あなたは、最愛の人、お気に入りのもの、大切な機会を失ったら悲しいでしょう。そして、

- 無気力、あるいは疲れたと感じる。
- 胃がムカムカする。
- 泣きたい気持ちになる。
- 身体が火照る。
- 元気がわかない。
- 失ったものについて考えるのをやめられない。
- 誰とも話したくないか、あるいは誰かと関係を持ちたいという衝動に駆られる。

### 恐怖の反応

うつと恐怖は関係ないと思うかもしれません。恐怖を理由に、ひどく落ち込み、特定の状況を回避する場合もあります。さらに、回避は恐怖とうつを持続させます。うつの人は「みじめな気持ちがだんだん強くなって、抜け出すことができないとわかっているので、朝が怖い」ということが多くあります。落ち込むこと自体を恐れています。

あなたは、自分をおびやかすものに気づき、

- 心拍数の増加を感じる。
- 呼吸数の変化に気づく。
- 逃げ出したい衝動に駆られる。
- まわりの環境への意識が鋭敏になる。
- いつものようにスッキリと考えられない。

### 怒りの反応

人は、うつになると、ふだんは我慢できた些細なことが気にさわり、怒りを感じることもあります。うつは自己へ向かう内向きの怒りであるとする研究者もいます。

あなたは、自分の気にさわることが起こったら、腹を立て、

- 心拍数が増加する。
- 顔が火照る。
- 筋肉が緊張する。
- 歯を食いしばる。
- 怒らせた相手のことを考える。
- 悪態をつく。
- 襲いかかりたい衝動に駆られる。

## ♣ あなたの回避パターン

　TRAPのAPの部分は「Avoidance Pattern（回避パターン）」の頭文字です。不快な感情に対処するための回避は、あなたに深くしみ込み、パターン化しています。

### いろいろな回避パターン

　回避パターンは、はっきりと回避とわかる場合もありますが、あまりはっきりしないこともあります。以下にいくつかの回避のパターンを示します。

　**先延ばし**……先延ばしはわかりやすいタイプの回避です。課題が難しかったり、不快であったり、危険を感じたりするときには、先延ばしが生じます。人によっては、先延ばしは習慣化したパターンとなっています。何日も食器を流しに置きっぱなしにしたり、電話やEメールの返事をためたり、未払い請求書と未完成の書類を机にほったらかしにします。特定の状況においてのみ先送りをする人もいます。

　**うつ症状**……ある種のうつ症状は、先延ばしのように明白ではありませんが、回避として機能することがあります。たとえば、誰かと議論する必要のある問題が生じたときに、否定的な思考を用いて自責的に考え、他人と対峙し権利を主張するのを避けることもあるでしょう。愚痴や泣き言も回避の手段として機能します。たとえば、誰かに「私は気分が悪い」と訴えている状況を想像してください。愚痴や泣き言は、一時的な気分の解消になっていますが、長期的な解決にはつながっていないので、回避として働いていると考えられます。また、倦怠感や無気力が、不快な感情を避ける方法として使われることもあります。

**反すう**……深くじっくり考えることは問題の解決に役立つ一方、反すうは問題解決に向かうしんどさを避ける手段にもなります。反すうについては第5章でくわしく述べます。

**麻痺、意識拡散、注意散漫**……不快な感情を避ける方法の1つは、それらを感じないようにすることです。感覚を鈍らせ、意識を拡散し、注意散漫でいることは、悲しみ、抑うつあるいはその他の苦痛を伴う感情を避ける方法です。アルコールや薬物の過剰な使用はこれと同じ働きをします。

# TRAPを認識する

1人の男が砂漠で道に迷っています。食べ物や水もありません。「ウォッカ」と書かれた透明な液体が詰まった瓶を見つけました。彼は蓋を開け、その液体を一気に飲み干しました。のどが焼け、咳が出ましたが、のどの渇きは一時的に和らぎました。しかし、アルコールが効いてくるにつれて彼は方角がいっそうわからなくなり、のどの渇きもさらにひどくなりました。一時的にのどを潤した液体は、彼の衰弱を早めました。回避も同じように働きます。

## ♣安らかな眠りとそうでない眠り

うつになると、人は「四六時中寝ていたい」「毎日何時間もベッドの中にいたい」と思います。睡眠は、正常な1日のリズムの中や消耗したあとには、活力の回復に役立ちますが、うつのときには逆に回避となり、エネルギーを奪っていくこともあります。では睡眠が活力の回復に役立つ場合と、回避となる場合にはどういう違いがあるのでしょうか？

その行動が回避か否かを判断するためには、行動の状況や結果を検討することが必要です。状況に関しては、1週間ずっとがんばって働いた、あるいはその日に特別疲れることをしたとすれば、身体は睡眠を必要とします。しかし、身体的に健康で、過去5日、毎晩12時間の睡眠をとっていても眠たいと感じるのは、生理的に必要だからではなく、うつによる可能性があります。すなわち、前者は睡眠による疲労回復を必要とする生理的な状態ですが、後者は生理的な状態と類似した心理的な問題と考えられます。

結果に関しては、例外もありますが、目が覚めたあとにどう感じるかによって、睡眠が回避として機能しているかどうかがわかります。7、8時間眠って、目が覚めたときにすがすがしい気分であるとしたら、その睡眠はおそらく必要だったのです。逆に、覚醒時に倦怠感を感じ、さらにベッドで眠りたいとしたら、この睡眠は眠けではなく倦怠感を表しています。

## ♣有害な方法を避ける

毎日の生活の中には、向き合わなければならないことがたくさんあります。労働はどんなに単純な仕事であっても、ある程度ストレスになります。やっかいな出来事や不愉快な人と向き合う必要があるときもあります。あなたがうつのときには、簡単な課題でさえ圧倒されそうに思えるでしょう。物事に向き合わないで済むように行動をしていませんか？　もしそうなら、回避のパターンにはまり込んでいます。問題に直面して取り組むことを避けているとしたら、そこには明らかに回避したい状況や感情があります。

## ♣愚痴は手がかりになる

先にも述べましたが、愚痴は回避として機能する可能性があります。もし、ある出来事について、四六時中、愚痴を言っていることに気づいたら、何かを回避しているサインです。その状況に適応的にうまく対処する方法があります。

### ✎練習問題　TRAPを特定しよう

これから1週間、自分自身のTRAPを4つ探してみましょう。最初、TRAPに気づくのは簡単でないかもしれません。次のワークシートを使って、きっかけ、反応、回避パターンを記入してください。「状況」のところにあなたの置かれている状況について、「結果」のところにはその回避パターンによって結局あなたはどのような気分になったかを記入してください。では、記入例を見た上で、実際に記入を始めましょう。

## TRAPワークシートの記入例

| | |
|---|---|
| 状況： | 勤務時間中、月曜日の昼食前 |
| きっかけ： | 同僚に昼食に行こうと声をかけたが、彼女はほかに予定があると返答した。 |
| 反応： | 恥ずかしくて落ち込んだ。 |
| 回避パターン： | 机に座って1人で昼食をとり、なぜ彼女が私と昼食を食べたくなかったのかについて考えた。 |
| 結果： | 終日、落ち込んでいた。その日の残りの時間、彼女を避けた。 |

　TRAPワークシートは今後も使いますので、ワークシートに書き込む前に、コピーをとっておきましょう。

### TRAP　ワークシート

あなたが自分の中で見つけた異なる4つのTRAPについて、空欄を埋めてください。

### TRAP 1

状況：

きっかけ：

反応：

回避パターン：

結果：

### TRAP 2

状況：

きっかけ：

反応：

回避パターン：

結果：

## TRAP 3

状況：

きっかけ：

反応：

回避パターン：

結果：

## TRAP 4

状況：

きっかけ：

反応：

回避パターン：

結果：

　TRAPワークシートからどんなことに気づきましたか？　TRAPを認識できればできるほど、TRAPから抜け出すことが容易になります。回避パターンに気づいたときにいつでも書き込めるように、小さなTRAPカードを携帯してもよいでしょう。

# TRACに戻る

　TRAPに気づくだけで、TRAPを変えられることもあります。少なくとも回避がうつを悪化させることを理解していなければ、TRAPから抜け出すことができません。TRAPを抜け出すための最も近い道は、TRAC（トラック）に戻ることです。TRACは、きっかけ（**T**rigger）、反応（**R**esponse）、代わりの対処行動（**A**lternative **C**oping）の頭文字から成ります。

## ❖ 代わりの対処法を見つける

　TRACに戻るには、TRAPに対して代わりの対処行動を見つけることが必要です。代わりの対処行動は、回避的ではなく能動的な反応です。回避のうつに対する悪影響は長年知られていましたが、行動活性化によって回避的なパターンをやめ、代わりの対処法を見つけるという発想は、比較的新しいものです。

### 恐怖とどう向き合うか

　回避は不安障害の中核的な原因です。恐怖に関連した障害に対するこれらの治療は「エクスポージャー（暴露）」と呼ばれます。暴露とは、あなたが恐れている、あるいは苦痛に感じることに、何か別の方法で直面することを意味します。たとえば、犬が怖い人が犬をなでることは暴露になります。暴露は段階的におこなわれ、たとえば、まず犬のビデオを見ることから始め、子犬や小さな犬がいる場所に近づき、子犬や小さな犬をなでます。最後に、以前は「恐ろしかった」大きな犬に近づくことを練習します。

　同じように、行動活性化でも段階的なアプローチをとります。その理由は、うつのときには、あなたはすでに圧倒され、課題をやりとげられず、状況に直面できない可能性が高いからです。最初から難しい課題をおこなおうとしても、回避してしまいます。

　この章の残りでは、TRACに戻ることに焦点を当てます。あなたは段階的なアプローチをおこない、最終的には、直面することができないと思っていた課題に挑戦していることでしょう。

## TRAC ワークシート

　何度もあとで使えるように、このワークシートをコピーしておきましょう。TRAPワークシートから、状況、きっかけ、反応を書き写し、回避パターンを打ち破るために対処行動をいくつか書いてみましょう。そこから１つの方法を選び、実際に試してみる時間を決めましょう。その方法を試したら、結果を観察しましょう。

### TRAC

状況：

きっかけ：

反応：

代わりの対処行動：




試みる対処行動を１つ選ぶ：


試みる時間を決める：

結果：

## 代わりの対処行動としての慰め

　目標や約束に従って行動することが重要ですが、時にはしんどい状況に取り組むことを小休止することも必要です。苦痛なときにベッドに横たわり、泣くことは、自分を慰め、TRACに戻る方法の１つになります。しかし、慰めには健康的なものと有害なものがあることを知っておきましょう。

　**慰めの意義**……情動的な苦痛を感じているときには、慰めは穏やかな気持ちや喜びを与えてくれます。慰めは、情動的な苦痛を取り除くわけではありませんが、一時的な安らぎを与えてくれます。

　**慰めは麻酔とは違う**……苦痛を和らげる行動と、苦痛を遮断することは紙一重です。麻酔は苦痛を遮断することが目的で、あなたの身体の一部の感覚を失わせ、または意識のない状態にします。あなたは情動的な苦痛から逃れるために、意識をなくさせてほしいと思うときがあるかもしれませんが、意識をなくさせることは基本的な機能を停止し、長期的には副作用やマイナスの結果をもたらす可能性があります。

　健康的な慰めには次のものがあります。

- あたたかいお風呂に入る。
- 散歩に出かける。
- 友人と一緒にコーヒーを飲む。
- 映画やテレビ番組を見る。
- 楽しい音楽を聴く。
- 体を動かす、スポーツをする。
- 庭いじりをする。
- 楽しいプロジェクトに取り組む。

　ほかにも、このリストに含まれていない慰めの方法はたくさんあります。慰めは、回避的なパターンを強化することなく一時的に気分の改善を図ることができる方法です。

📝 **練習問題** TRAPを観察し、その週のうちにTRACに戻ろう

　これから１週間、あなたがはまっていると思うTRAPを観察することを続けてください。それぞれのTRAPに対して、あなたをTRACに戻す代わりの対処法を少なくとも２つ考えてください。そのうちの１つを試し、効果を観察しましょう。短期的（１時間以内）に何を感じましたか？　長期的（その後数日）にはどうでしたか？

## 第３章のまとめ

　回避はうつが持続する大きな要因です。回避への気づきを高め、克服する対策を講じることは、うつを治す上で重要なステップになります。回避によって、困難や痛みを伴う状況や感情を一時的に避けることができますが、これらの行動は長期的には効果がなく、状況をさらに悪化させます。回避の過程はTRAPとして理解することができます。TRAPは、きっかけ（Trigger）、反応（Response）、回避パターン（Avoidance Pattern）の頭文字から成っています。TRAPから抜け出すために、あなたは別の対処法を見つける必要があります。すなわち、不快な状況や感情に積極的に対処するための方法を学ぶ必要があります。

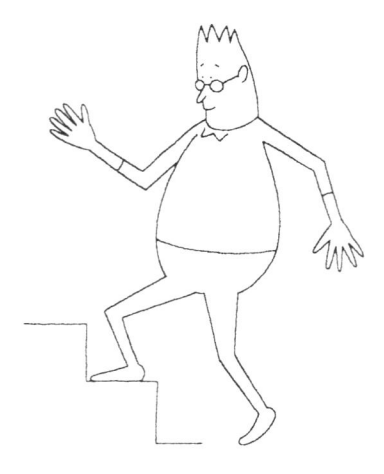

# 第4章
# ACTIONする：
# 変化のための最初の一歩

　第3章までで、うつを正確に理解すること、そしてうつが特定の状況でどのように作用しているかを述べてきました。第4章では、最初に、自分のうつについてゆっくり考えてみましょう。次に自分のうつについて感じたJさんの例を示します。

- 自分の落ち込みパターンに気づいていない。
- 1日の中で夜が一番つらい。
- 多くの時間を心配事や自己批判に費やしている。
- 上司と長時間顔をあわさないときは、仕事中も気分が良い。
- 思ったよりも気分は変動している。
- うつのときには、気詰まりな思いをしたくないので友人や家族を避けている。

✎ 練習問題　あなたは今まで自分のうつについて何を学んだ？

　Jさんのように、あなたも自分のうつについていろいろと感じていると思います。自分のうつについてどのように感じているかを、以下に書き出してみましょう。

① ……………………………………………………………………………………
② ……………………………………………………………………………………
③ ……………………………………………………………………………………
④ ……………………………………………………………………………………
⑤ ……………………………………………………………………………………

## 変化のための準備

　自分のうつがどのように働いているかが理解できたら、変化のための準備を始めましょう。変化は簡単ではありませんが、必ずしも難しいわけではありません。適切な方法で変化を起こすことができます。以下に、変化に役立つアイデアを記載します。

- さまざまな変化に興味を持ち、幅広く試す。
- 行動上の変化を、自分の意思や価値のテストとしてではなく、1つの実験としておこなう。
- 成功の可能性を上げるため、取り組みやすい行動を選択する。
- 変化をすぐに期待したり、過剰な期待を持ったりしない。
- 変化を起こす過程を小さな段階に分ける。
- 行動を変化させるときは自分自身を批判したり、恥ずかしがったりしない。
- 「やればできる」ではうまくいかない。変化が簡単ならすでにできている。

　この章の残りの部分は、行動上の変化を導く方法について述べています。その前に、Ｊさんの状況をもう一度見てみましょう。

### ❖ Ｊさんの夜の状況

　Ｊさんが自分のうつについてわかったことの1つは、夜が1日で最もつらいということです。いつも、夜の6時半頃に仕事から帰り、ワインを注ぎ、テレビの前に腰を下ろします。8時頃には空腹感を感じますが、疲れて何も用意することができません。Ｊさんは、貧しい食習慣に罪悪感を抱きながら、高カロリーの冷凍食品を温め、テレビの前で食べます。いつのまにかソファーで眠り、真夜中に目を覚まし、ベッドに向かいます。

### ❖ Ｊさんの変化への第一歩

　Ｊさんは、夕方の日課を変えることに決めました。すなわち、3つの行動を変えることを約束しました。

| これまでの行動 | これからの行動 |
| --- | --- |
| 夜の6時半から8時までテレビを見る。 | 読書、散歩、家事をする。 |
| 冷凍食品を食べる。 | 自分が好きな料理を作る。友人と晩ご飯を食べる計画を立てる。 |
| テレビの前で寝る。 | ソファーで寝ないように気をつけながら就寝前に1時間テレビを見る（寝てしまいそうな時間にクッキングタイマーをセットする）。 |

　Jさんは、翌週の月曜、火曜、水曜日に新しい行動を試してみようと決めました。また、新しい行動をしているときや、したあとに、どのように感じるかを観察することを約束しました。観察した結果、行動の変化は気分の大幅な改善をもたらし、Jさんは夕方の過ごし方で気分が良くなることがわかりました。

### ☑チェックポイント

■うつになったとき、状況に対して自分から能動的というよりも自動的に反応していると思いますか？

　　　　　　□ はい　　　　□ いいえ


## ACTIONの力

　あなたはJさんの変化について読み、「変化することは簡単だ。計画を立てて行動すればいいんだ」と考えていませんか？　本当に簡単でしょうか？　変化の考え方は単純で、計画を立て、計画に従って実行し、何が起こるかを知るだけです。その一方、どのような計画を立て、いかに実行し、それがどのように機能したかを知ることは必ずしも簡単ではありません。私たちが「やればできる」と言わないのはそのためです。もし簡単にできるのであれば、あなたはすでに変化しているはずです。

　長年、私たちはうつ的な習慣を変化させる方法として、その頭文字をとってACTIONという方法を使ってきました。ACTIONでは、自分のペースで計画を実行できるよう、変化を扱いやすい段階に小分けにします。

**A**（Assess）：あなたの気分や行動を評価する。
**C**（Choose）：代わりの行動を選ぶ。
**T**（Try）：代わりの行動を試す。
**I**（Integrate）：生活にこれらの変化を取り入れる。
**O**（Outcome）：結果を観察する。
**N**（Now）：今ここで評価する。

Nには「ネバーギブアップ（あきらめない）」という意味もあります。プラスの変化には時間がかかるため、あきらめずに続けて試すことが必要です。それでは、ACTIONの各ステップについて説明します。

## ❖あなたの行動や気分を評価する

自分自身の行動を評価するときには、あなたがどんな行動をしているか、その行動がどう機能しているかを深く正確に理解しなければなりません。うつを克服する際には、行動の評価を定期的に（少なくとも1日に数回）する必要があります。以下の質問を自問することで、行動を評価することができます。

(1) 私は今、何をしているか？
(2) 私はどのように感じているか？
(3) 私がやっていることやその方法を変える必要があるか？

変化が必要な日常的なパターンや癖を見つけるために、数日から数週間かけて自分の行動を評価することが必要です。

### Kさんのうつに対する評価

Kさんは離婚後、息子の親権争いに負け、うつになっていました。Kさんの前妻は25キロほど離れた場所に住んでおり、週末にKさんは息子に会いに行っています。Kさんは離婚の原因となった別の女性と暮らしています。彼女は申し分のない女性でしたが、彼女の存在は、浮気が原因で離婚したというKさんの過ちを思い出させました。

Kさんは、週に1回、治療のために通院していました。3週間の活動と気分のモニタリング表を見直し、Kさんと治療者はいくつかのパターンに気づきました。息子に会いに行く週末を除き、家にいるときには、悲しみ、怒り、いら

いらを感じていました。勤務中は、うつ症状は弱まり、気分は上向きと記録されていました。落ち込みがひどいときには、仕事を休み、ベッドで横になっていました。Kさんの評価を以下に示します。

| 状況 | 問題行動 | 気分／感情 |
|---|---|---|
| 1．平日の朝 | 数時間ベッドで横になる | 悲しみ、抑うつ、怒り |

### 練習問題　活動と気分を評価してみよう

　第2章で記入した活動と気分のモニタリング表を振り返ってみましょう。ここ数日間、どのように感じ、何をしていたかを考えましょう。自分のパターンに気がつきましたか？　あなたの落ち込みをさらに悪くしている行動は何ですか？　あなたが変えたい行動と、変える自信がある行動は何ですか？　Kさんと同じように書いてみましょう。

| 状況 | 問題行動 | 気分／感情 |
|---|---|---|
| 1． | | |
| 2． | | |

### 日常的な問題行動

　問題行動を見つけることが難しいようであれば、以下の「うつを治すために変える必要がある行動」を参考にしてください。

- 活動しない（ごろごろする、テレビをぼーっと見る）。
- 言いたいことを言わない。
- くよくよし、自己批判をくり返す。
- 人と口論する。
- 気晴らしや娯楽を楽しむ時間がなく、仕事や雑用に追われる。

### 問題の特定？

　以下は、行動を評価する際に陥りやすい問題です。

**問題行動を明確にすることは難しい**……問題を大まかにとらえたり、あいまいにしたりせず、はっきりと同定しましょう。たとえば、「怠ける」ことは、6時30分から8時30分までソファーに座っていること、支払いを避けること、電話を返さないことなどを意味します。食べすぎは、多量の食事をとることや、高脂肪・高カロリーの食物をとりすぎることなどを意味します。1人で過ごすことは、一緒に過ごす友人と接触することを避けることかもしれないし、パーティーの誘いを断ることかもしれません。できるだけ具体的に書いてください。

**パターンや問題行動を特定することは難しい**……パターンや問題行動を特定するのが難しい場合には、より頻繁にあなたの活動や気分をモニタリングすることが必要です。自分の行動を見誤ったり、気づいていない行動に陥ったりすることがよくあるからです。

**行動が起こる状況を同定することは難しい**……多くの異なる状況で問題行動が起こっていても、ある特定の状況での問題行動に焦点を当てることは重要です。

**変化の可能性について絶望や悲観を感じる**……これらの感じ方は、うつ症状そのものかもしれません。確かに、1つの変化がうつを治すことはありませんが、生活にACTIONを取り入れることによって、何かの変化が起こってきます。変化には、忍耐と好奇心が必要です。

### ✓ チェックポイント

■ うつを治すことを難しくしている問題行動を同定できましたか？

　　　　　□ はい　　　　□ いいえ

　もし問題行動を同定することが難しくても、心配する必要はありません。活動と気分のモニタリング表を使って1週間の活動スケジュールを作ってください。もし計画した課題をやりとげることができなかったら、TRAPの中に手がかりがあります。たとえきっかけを同定することができなくても、取り組んだ課題があなたの役に立ったか、立たなかったかを評価しましょう。問題行動を同定するために役立ちます。

## ❖ 代わりの行動を選ぶ

　状況にアプローチする新しい行動を選択することで、現在の問題行動を置き換えることができます。たとえわずかであっても、その時々で選択したことを意識することが重要です。習慣から反射的に反応するのではなく、状況にどのように反応するかを意識的に選択することが目標です。次のKさんの例で、行動を選択することがどのくらい大切かを見てみましょう。

### Kさんの選択

　Kさんと治療者はKさんの問題行動について話し合いました。仕事を休んで家で過ごすことが、うつの回復を妨げていることに気づきました。Kさんは、悲しい絶望的な気分で目覚めたとき、気分が良くなる方法はベッドで寝て過ごすことしかないと考えていましたが、ベッドで過ごす代わりの行動として、起床する、仕事に行く、もう一度寝る、ほかの何かをするといった選択肢を考えつきました。Kさんは、仕事に行くことで気分が良くなることに気づき、毎朝仕事に行くことが可能となりました。これは、Kさんにとってうつを克服する小さな突破口になりました。

　以下は、Kさんが自分の状況をどのように記録し、代わりの行動をどのように書きとめたかを示しています。あわせて、自分の考えた選択肢がどの程度困難か、どの程度有用かを1～5の基準で評価しています。

| | |
|---|---|
| 状況： | 平日の朝、起きたときから落ち込んでおり、仕事に行くかどうかを迷っている。 |
| 変える行動： | ベッドで横になり、職場に病休の電話をする。 |
| 代わりの行動A： | ベッドから出て、新聞を読み、食事の間に仕事に行くかを決める。 |
| 困難度： | 3（少し難しい） |
| 有用度： | 2（少し役に立つ） |
| 代わりの行動B： | ベッドから出て支度を済ませ、休むことを考えずに仕事に行く。 |
| 困難度： | 3（少し難しい） |
| 有用度： | 5（とても役に立つ） |

代わりの行動を書き出すことが、Kさんが目標を達成する手助けになりました。代わりの行動を書き出せば、あなたにとっても目標達成の手助けになるでしょう。

### さまざまな選択

では、あなたも問題行動に対して、代わりの行動を選んでみましょう。その際に、現在のあなたの能力を大きく超えるような変化を期待すると失敗しやすくなります。少しがんばればできそうな難易度の、有用な行動を選びましょう。問題と感じている行動に対して、あなたの選択した「代わりの行動」を書き込んでみましょう。

**✎練習問題** あなたはどの行動を選ぶ？

あなたが変えたいと思う行動を評価してみましょう。あなたが変えることができそうだ、と確信を持てる行動を少なくとも２つ選択してください。まず、空欄に状況と行動を書きましょう。そして、それぞれの行動に対して、できるだけ多くの代わりの行動を書き込んでみましょう。今は結果について考える必要はありません。単純に代わりの行動を考えることがポイントです。それぞれの行動に対する代わりの行動を書き終えたら、それぞれの困難度について記入しましょう。１（まったく難しくない）から５（非常に難しい）までの５段階で評価しましょう。さらに、代わりの行動が気分をポジティブにするのにどれくらい有用かについても評価しましょう。同じように、１（まったく役に立たない）から５（非常に役立つ）の５段階のスケールを使って答えてください。

1 状況：

変える行動：

代わりの行動Ａ：

困難度（1〜5）：

有用度（1〜5）：

代わりの行動Ｂ：

困難度（1〜5）：

有用度（1〜5）：

代わりの行動C：

困難度（1〜5）：

有用度（1〜5）：


② 状況：

変える行動：

代わりの行動A：

困難度（1〜5）：

有用度（1〜5）：

代わりの行動B：

困難度（1〜5）：

有用度（1〜5）：

代わりの行動C：

困難度（1〜5）：

有用度（1〜5）：

### 選択が難しいとき

代わりの行動を選ぶことが難しいときには、次のような理由が考えられます。

**選択した行動が具体的でない**……あなたの選択が具体的になっているかどうか、確認しましょう。たとえば、就職活動の回避が問題行動である場合、「楽観的になる」より、「毎朝30分間、求人広告を読み、履歴書を書く」といった具体的な選択肢を考えましょう。代わりの行動が漠然としているときは、その行動を実行することが難しくなるし、有用度の評価も低くなります。

**失敗することへの恐れ**……新しい行動を起こすとき、失敗を気にすることは自然な反応です。もし、あなたが恐怖や不安を感じるとしたら、選択した行動がとても難しいものになっているかもしれません。選択した行動がさほど難しいものではないとしたら、心のどこかで、これまでの習慣を変えることを避けている可能性もあります。特に、うつが長期に続いているときは、いかなる変化を起こすことも難しく感じます。とまどいを感じたり、気分が改善する自信を失っていることもあるでしょう。いずれの場合においても、ACTIONはあなたの意志や価値を試すものではないことを思い出してください。ACTIONの目的は、うつと闘うにはどうしたらよいかを学ぶことです。

## ✤代わりの行動を試す

あなたの選んだ代わりの行動を試すときがきました。代わりの行動の評価をおこなう前に、最低3回は試してみましょう。そのためには、行動を変えるのだという決意を表明することをお勧めします。そのような書面による決意表明は行動の実行性を高めることがわかっています。

**✎練習問題** 決意表明を書き込もう

次の空欄に、あなたがやってみようと思う行動を記入しましょう。

---
私は、＿＿＿月＿＿＿日＿＿＿時、
＿＿＿＿＿＿＿＿＿＿＿＿＿＿＿＿＿＿＿＿＿＿＿＿＿＿をしているときに、
＿＿＿＿＿＿＿＿＿＿＿＿＿＿＿＿＿＿＿＿＿することを約束します。
署名：＿＿＿＿＿＿＿＿＿＿
---

### Kさんが試みた変化

1日目の朝、Kさんは計画した通り、仕事に行きました。仕事を始めて1時間ちょっとで、気分が良くなっていることに気がつきました。うつは完全にはなくなりませんでしたが、先週よりも気分が上向きになり、心配や罪悪感を抱く時間が少なくなっていることに気がつきました。2日目も同じでした。

3日目、Kさんはとても憂うつな気分で目が覚めました。仕事に行くことが考えられないほど憂うつでした。Kさんは、憂うつな気分がさらに悪くなることはわかっていましたが、仕事に行かず家にいることにしました。2時間後、Kさんは自分が最悪な気分になっていることに気づきました。Kさんは、「家にいる」という選択は気分を良くするものではなく、悪化させるものであることを再確認しました。そして、昼からは仕事に出かけ、気分も良くなりました。

### 変化には違和感が伴う

新しい行動を試したとき、落ち着かない気分になるかもしれません。これは予想できることです。習慣になっている行動を変えることは、腕を組み替えることに似ています。まず、ふだん通りに腕を組んでみましょう。そして、下にある腕を上に、上になっていた腕を下に組み替えてみましょう。あなたはいつもの組み方と違うことで、違和感を抱くかもしれません。しかし、時間が少したてば、新しい腕の組み方にも慣れてくるでしょう。うつのときに行動を変えることも同じで、だんだん慣れてきます。

## ♣生活にこれらの変化を取り入れる

実験的に新しい行動をくり返し試してみましょう。新しい行動を試してみて結果が大失敗でない限り、その行動が役に立つかを判断する前に、少なくとも3回はくり返してみましょう。1、2回試しただけでは信頼できる情報は得られません。

### 日常的な活動とする

新しい行動をくり返すもう1つの理由は、規則正しい日常的な活動を増やすためです。日常的な活動が減ると、うつを発症する危険性が高まることが明らかになっています。

### 練習の力

新しい趣味やスポーツを始める際には、何度もくり返し練習します。同じように、落ち込みへの新しい対処を学ぶ際にも、違和感を抱きながらも練習を続けなければなりません。

### 生活の中に変化を取り入れることが難しい場合

日々の生活の中で新しい行動を実行しようとするときに、あなたが直面するかもしれない問題と解決法を挙げておきます。

**多すぎる変化**……一度に、多くの変化を起こそうとしてはいけません。ゆっくりと確実に変化を起こし、その変化によって何が起こるかを観察しましょう。量よりも質が大切です。計画を立てて実行し、観察した変化から、たくさんのことを学ぶことができます。多くのことに取り組みすぎても、結果を観察することができません。

**実行に関する問題**……変化を実行することに難しさを感じる場合には、その原因を明らかにする必要があります。変化への恐怖、回避、絶望感かもしれません。もしも、恐怖や不安、将来への悲観があなたを行き詰まらせているとしたら、もう一度、本章を読み返してみましょう。忙しすぎて、実行する時間や何を計画したか忘れてしまうようであれば、目につくところにメモを貼っておくのもよいでしょう。

## ♣結果を観察する

新しい行動をとったときには、数分から1時間後くらいまでの間、気分を評価するようにしてください。また、その日の気分や、次の日の朝の気分も記録しておきましょう。気分の記録にそれほど時間をかける必要はありません。

### Kさんの結果の観察

次の表は、Kさんが観察した状況をくわしく記述したものです。Kさんは、この記録を通じて、朝、仕事に行くことのポジティブな効果を理解しました。さらに、ベッドに横になっているときに不安を感じていることにも気づきました。Kさんは、自分の気分は浮き沈みしているだけだと思っていたため、気分が状況や行動によって変わることに気づいていませんでした。この不安な気持

ちに気づくことによって、朝、ベッドから起きるときには深呼吸のような簡単な対処法が役に立つのではないかと考えることができるようになりました。

| 日付 | 状況 | 気分・感情（行動前） | 新しい行動 | 気分・感情（行動後） |
|---|---|---|---|---|
| 3月5日 | 月曜の朝、ベッドに横になっている。 | 憂うつ、不安、だるい。 | 思い切って起き、身支度を済ませ、仕事に行った。 | 気分が良く、少し自信が持てた。いくらか希望が出てきた。 |

## ✤ 今ここで評価する

以下の質問を通して、ここまでやってきたACTIONについて評価しましょう。

- 新しい行動はあなたの気分を改善するために役立ちましたか？ もし、役立たなかったとしたら、それはどうしてでしょうか？
- ACTIONを実行する際に、難しかったところはありましたか？
- 実行してみて、ほかの選択肢のほうが有用でしたか？
- 今回の実験で見つけたことを日常的な活動として続けていきますか？
- 今回の実験から、全体的に何を学びましたか？

### ✓ チェックポイント

■ うつを治す方法としてACTIONの価値を認めますか？

　　　　　□ はい　　　□ いいえ

■ 毎日の生活の中で、ACTIONをやってみようと思いますか？

　　　　　□ はい　　　□ いいえ

### ✎ 練習問題　新しい行動の結果を観察しよう

次の表は、Kさんが記入したのと同じものです。この表を用いて、あなたも新しい行動を起こす前後の気分を観察し記録しましょう。

| 日付 | 状況 | 気分・感情（行動前） |
|---|---|---|
|  |  |  |
|  |  |  |
|  |  |  |
|  |  |  |
|  |  |  |
|  |  |  |
|  |  |  |
|  |  |  |
|  |  |  |
|  |  |  |
|  |  |  |
|  |  |  |
|  |  |  |
|  |  |  |

| 新しい行動 | 気分・感情（行動後） |
| --- | --- |
|  |  |
|  |  |
|  |  |
|  |  |
|  |  |
|  |  |
|  |  |
|  |  |
|  |  |
|  |  |
|  |  |
|  |  |
|  |  |
|  |  |

落ち込んでいるときには、新しい代わりの行動をとることにエネルギーがいるため、すぐにあきらめてしまいたくなるかもしれません。いろいろな理由付けをして新しい代わりの行動をやめようとするかもしれません。決してあきらめないで、ACTIONのステップをくり返しましょう。

## ACTIONを実行する

　ACTIONは、あなたの生活のどんな場面でも実行することができます。自分には行動を選択する余地がまったくないと感じているかもしれませんが、あなたには何をおこなうかを選択する自由があります。たとえば、お金のために気の乗らない仕事をやらなければならない状況を考えてみましょう。机に座り、この仕事に気が乗らない理由を挙げながら、引き受ける以外に選択肢がないと考えているかもしれません。しかし、この瞬間においてもあなたは行動の選択が可能です。たとえば、窓の外に目をやり眺めるという選択もあるでしょうし、気が乗らない理由を棚上げし、目の前の仕事に取り組むことを選択することもできます。しかし、うつのときにはこの選択しているという感覚が失われます。ACTIONは、それを跳ね返す力強い方法です。

### 第4章のまとめ

　この章では、ACTIONによって本来の生活を取り戻す方法を紹介しました。ACTIONを実行することは、まず、自分の行動と気分がいかにリンクしているのかを理解することです。そして、うつを長引かせている行動に代わる行動を選択することです。次に、新しい代わりの行動を実行して、生活に取り入れることが必要となります。それから、行動の結果を観察することによって、新しい行動が役に立つかを評価します。あなたは何を学びましたか？　どのような行動の変化を維持したいと思っていますか？　ACTIONはうつと闘う力強い方法です。

# 第5章
# 反すうを克服する

　1980年代に入り、精神療法やヒーリングの領域において「インナーチャイルド」に関心が集まってきました。「インナーチャイルド」は「内なる子ども」ということですが、心理学的には子どもの頃に体験した記憶や感情を意味しています。「インナーチャイルド」はあなたの抱える問題に大きな役割を果たしており、問題解決の鍵は自分の最も内側にある考えや感情やそれらが生まれた体験について着目すること、すなわち「インナーチャイルド」について知ることと考えられています。近年、うつの治療においても「インナーチャイルド」が注目されています。しかし、結論を言えば、あなたがどうしてそのように感じるようになったかを深刻に考えることは、うつの治療においては役に立たず、むしろ有害と考えられます。

## 自分自身を深く分析すること

　Lさんが行動活性化を始めたとき、彼はすでにうつについての本を何冊か読み、うつに関する講演会にも参加していました。Lさんは幼少時代の不遇な体験の結果として、自尊心が低くなったと考えていました。彼は毎晩、夢を記録し、うつの原因について理解しようとしていました。Lさんは、幼少期の体験が自分の精神にいかに影響しているかを考えるために、ほとんどの時間を費やしていました。時には、わずかに理解が進むこともありましたが、考えれば考えるほど、はっきりしなくなり、落ち込みもひどくなりました。Lさんの自己分析は役に立ちませんでした。自分自身を分析することは、自分について深く考えるためには役立ちますが、反面、有害な作用もあります。

## 考える内容と考える理由

　以下の例は、あなたがうつのときに考えることが多い内容です。あなたに当てはまる内容にチェックをつけましょう。

- ☐　これまでの人生で、多くの失敗をしてきた。
- ☐　自分自身のことがとても嫌いで、別の人間になれたらと思う。
- ☐　過去に自分がしたことについて、罪悪感や羞恥心を感じる。
- ☐　あらゆることから逃げ出したいと思っている。
- ☐　落ち込みがひどく、抜け出すことができない。
- ☐　私の人生は、期待はずればかりである。
- ☐　私は不当な扱いを受けてきた。

　多くの治療者は、うつのときのこうした思考内容を変えることに注目してきましたが、行動活性化は少し異なります。考える内容ではなく、考えることの機能やそのときなぜそう考えてしまうのかを扱っていきます。その状況において、思考はあなたができる活動の１つにすぎません。ほかの活動もできるはずなのに、どうして考えているのでしょうか？　以下に、考えることの意味や機能を示します。あなたに関連がありそうなところにチェックをつけましょう。

- ☐　落ち込んでいる理由を考え、問題を理解し解決しようとする。
- ☐　苦痛に満ちた感情と状況について考え、ベッドに横になったままでいる。
- ☐　将来の悪いことをくよくよ考え、今、起こっていることを避ける。
- ☐　自分を傷つけた人々を忘れぬように過去の嫌な感情をもちつづけている。

　行動活性化では、思考内容を変えることは必ずしも必要ありません。必要なことは、特定の時間において、思考がどのような機能を果たしているかを理解することです。このアプローチは、うつによく見られる反すうという思考様式を学ぶにつれ、いっそう明確になってくるでしょう。

# 反すうの力

「反すう」という言葉は、牛などの動物が、食物を口で咀嚼し、胃に送って部分的に消化したあと再び口に戻して咀嚼する過程を示すラテン語からきています。心理学的には、この言葉は、過去に起こった悪いことや、苦痛な考えや感情、そして問題となっている心配事をくり返し、蒸し返して考える活動を意味します。

一般に、反すうという言葉はあまり使われませんが、実際には反すうと考えられる活動が多くあります。あなたがうつのときにしている反すうをチェックしましょう。

- ☐ 心配する。
- ☐ 物事を過剰に分析し考える。
- ☐ 強迫的に悩む。
- ☐ くよくよする。
- ☐ 心の中で何度も問題を考え直す。
- ☐ 問題に頭を悩ます。
- ☐ 長時間、問題に気をもむ。

## ✤反すうの習慣に気づく

この章では、反すうがどのように作用し、なぜ問題となるかを示します。そして、反すうを克服しうつを治すための段階的な指針を示します。では、はじめに、どのようなことを反すうするのかを考えてみましょう。人がよく反すうすることは以下の通りです。

- 人間関係の問題や破綻。
- 過去の傷ついた体験や失望した経験。
- 将来への心配。
- 経済的な困難。
- 過去にしくじった判断。
- 悲しみ、罪悪、羞恥のような苦痛な感情。
- 他人が自分をどう考えているか。

### ✎ 練習問題 あなたの反すうする内容は？

あなたの反すうする内容について書き出してみましょう。もし特定の反すうがはっきりしないならば、？マークをつけましょう。

① ..........................................................................................................

② ..........................................................................................................

③ ..........................................................................................................

④ ..........................................................................................................

⑤ ..........................................................................................................

⑥ ..........................................................................................................

⑦ ..........................................................................................................

自分が書いた反すう内容のリストを見直してみましょう。どんなことに気づきましたか？ 反すうする内容の中で、落ち込みが特にひどくなりそうなものはありますか？ 反すうに、特定のテーマやパターンはありそうですか？

### ✎ 練習問題 反すうしているときに起こる感情や考えは？

反すうしているときに、どのように感じているかを考えてみましょう。以下の空欄に、特定の内容について反すうしているときに起こる、感情や考えを書いてみましょう。第2章の感情を表す単語のリスト（41ページ）を利用してもよいでしょう。

① ..........................................................................................................

② ..........................................................................................................

③ ..........................................................................................................

④
_____

⑤
_____

⑥
_____

⑦
_____

　このリストを見直してみましょう。あなたが反すうしているときに経験する共通した感情は何ですか？　何が心に浮かびますか？　それは、あなたが反すうする特定の内容に関連していますか？

## ✤反すうはあなたの気分を悪化させる

　たとえば、次の状況を想像してみてください。気分についての簡単な質問に答え、その後、あなたの人生で問題となったことについて、数分間反すうします。反すうをやめ、再度同じ質問に答えます。この思考実験の結果は、どのようになると思いますか？　あなたの気分は悪くなります。これは驚くべきことではありません。いくつかの研究は、反すうは気分を悪化させることを示しています。しかしながら、ほとんどの人は自分が反すうしていることに気づいていません。たとえ気づいたとしても、反すうをやめることは厄介です。

### ✓チェックポイント

■反すうしているとき、あなたの気分は悪くなりますか、あるいは悪いままですか？

　　　　　　☐ はい　　　☐ いいえ

## ✤反すうは問題解決の意欲をなくさせる

　Mさんは、かつて高速道路で自分の車が故障するという経験をしました。Mさんはガス欠と考え、車の中で座って10分間、自分の怠慢について腹を立てて

いました（「私がもっとしっかりしていればよかった。遅刻して上司から叱られる」）。怒りがおさまって、Mさんはようやく、ボンネットを開け、エンジンルームをのぞいてみました。数秒後、Mさんはバッテリー・ケーブルがゆるんでいることを発見しました。素早く締め直したあと、運転を再開しました。すぐにバッテリー・ケーブルの緩みをチェックした場合と比べて、反すうすることにより、結果的に到着が10分ほど遅れました。

　Mさんのような体験は珍しいことではありません。ある研究では、反すうは、自己批判的な方法で自分の問題に注目し、自信を喪失させ、将来についての楽観性を低下させることを示しています。また、反すうは、自分たちの問題を解決しようという意欲を低下させることもわかっています。反すうしているときは、問題を解決できる可能性が小さくなります。

### ☑ チェックポイント

■ 問題についてくよくよ心配したり、頭の中で反すうしたりしているときには、問題を積極的に解決することが困難であることに気づいていますか？

　　　　　□ はい　　　□ いいえ

## ✣ 反すうは周囲への注意を低下させる

　これまで、物事をあまりに考え込みすぎて、周囲で起こっていることに気がつかなかったことがありませんか？　少し落ち込んでいるときに反すうを始めると、だんだんと外の世界に目がいかなくなります。その結果、注意が自分に向くと、過去の出来事が思い出されてきます。過去に起きた出来事が、まるで今起きていることのように感じられることもあるでしょう。これらはすべて、うつの悪化に関連します。ある女性は15年前に娘を亡くしていました。彼女は、娘が亡くなってからずっと落ち込んでいました。彼女が娘の死について語るとき、15年前とまったく同じ感覚がすると言いました。

### ☑ チェックポイント

■ 反すうしているとき、まわりへの注意が低下することがわかりましたか？

　　　　　□ はい　　　□ いいえ

## ♣ 多くの人は、反すうは役に立つと思っている

多くの人が反すうは役に立つと信じています。また、反すうが役に立つと信じている人ほど、対処方法として反すうを使う傾向があります。これは、うつを悪化させる要因となります。（インナーチャイルドについて深く考え込むことが、自分自身をうつに巻き込んでいることになります。）

> **✎ 練習問題** あなたが信じている反すうの意義は？

以下は、反すうの意義について信じられていることです。あなたが信じている、もしくは過去に信じてきたことにチェックをつけましょう。

- ☐ 問題について深く考えることは、問題を解決する一番の方法である。
- ☐ 自分の本当の感情を発見するために、深く掘り下げていく必要がある。
- ☐ 感じていることとその理由の注意深い分析によってのみ、うつを取り除くことができる。
- ☐ 問題を心の中で何度もくり返すことは、問題を理解するために役立つ。
- ☐ 問題について十分考えた上で、問題解決の努力をするほうがよい。

あなたはほかに反すうの意義を感じていますか？　それはどんなものですか？

..................................................................................

..................................................................................

もしあなたが反すうする傾向を持っていれば、自分は反すうをコントロールできないと感じているかもしれません。ネガティブな効果にもかかわらず、反すうがうつに対する反応としてよく見られるのには理由があります。

## ♣ 時に問題の原因について考えることは助けになる

問題について深く考えることが、問題を解決する助けになるということに疑いはありません。たとえば、もし車が動かなかったとしたら、動かない原因がわからなければ、問題を解決することはできません。これまでの人生において

は、問題を注意深く分析することによって問題を解決する能力を発展させてきました。しかし、問題について深く考える傾向は、度が過ぎたり、それが助けにならない状況で使われることもあります。どのような状況でどんな行動がうまく機能するかを見つけることは難しいことです。残念ながら、落ち込みや不安を感じているときには、反すうはうまく機能しません。

### ✎練習問題　反すうしているときには何が起こる？

あなたが反すうしているときに、何が起こっているでしょうか？　どのように感じるでしょうか？　その後に何が生じるでしょうか？　問題は解決しますか、あるいは気分は改善しますか？　下の空欄の部分に、反すうの結果を書き出してみましょう。

① ........................................................................

② ........................................................................

③ ........................................................................

④ ........................................................................

⑤ ........................................................................

## ❖効果的な回避としての反すう

困難な状況や仕事に直面したときに、反すうは問題に取りかかることを回避する効果的な方法となります。最近、ルームメイトが結婚して出て行ったため、Nさんは、新しい部屋を見つけて引っ越しをする必要がありました。Nさんは手ごろな値段のよい環境を見つけることができないのではないかとか、嫌なルームメイトと一緒になるのではないかと心配していました。Nさんは積極的に新しい部屋を探すよりも、問題を考えることに多くの時間を費やしていました。Nさんの状況は以下の通りでした。

反すうの内容：嫌なルームメイトに当たりそうなので、住む部屋を見つけるこ

とができない。
回避している可能性のあること：住む部屋を探す、電話をかける、賃貸物件のリストを見る、など。
反すうの結果：さらに落ち込み、心配が強まり、住む部屋を見つけることができなかった。

### 練習問題　何について反すうしている？

最近、生活の中での問題を反すうする傾向はありませんか？　反すうすることで、直接その問題を扱うことを避けていませんか？　次の欄に、反すうしていること、反すうによって回避している感情や状況、そして反すうによって生じた結果について記入してください。

反すうの内容：

回避している可能性のあること：

反すうの結果：

## 問題解決、経験、反すう：混同されやすい3つのこと

　反すうと問題解決のために考えることとは違います。問題解決のために考える場合は、その問題を解決するために、あるいは少なくとも前に進むために、必要な時間をとって考えるはずです。しかし反すうしている場合は、うつや不安を強める以外に問題について何も結果のでない方法で、堂々巡りをしています。

　思考や感情を経験することと、それらを反すうすることは違います。たとえば、仕事をなくしたり、愛する人を失うといった悪いことが起きたために、しばらくの間、悲しんだり、がっかりしたりすることは正常な経験です。これらの感情は、数分、数時間あるいは数日といった限られた時間続き、長くても数週間以内には過ぎてしまうでしょう。これに対し、反すうすると、しんどい感情や嫌な思考はずっと続きます。多くの人はこの状態を避けたいと思いつつも、経験を反すうするという間違いを犯しています。

## 反すうをコントロールする方法

　反すうははまり込みやすいので、反すうへのコントロールを強めることが重要です。頭の中の混乱は簡単に起こりますが、あなたには反すうする以外の選択肢もあります。

### ❖ 反すうが起こっていることを理解する

　Oさんは治療の中で少しずつ行動活性化に取り組んでいます。回避をしない活動的な生活は、毎日の気分に良い影響を与えていましたが、まだ病気になる前のようにいろいろなことを楽しめる状態ではありません。ある治療セッションで、Oさんは2人の息子たちと公園で過ごしたときのことを報告しました。「息子と遊ぶことは楽しいはずなのに、まったくおもしろくありませんでした」「子どもと楽しく遊ぶことができないなんて、なんという母親でしょう」と話しました。

　Oさんと治療者はそのときの状況を振り返り、実際にはOさんは子どもたちと遊んでいなかったことに気づきました。子どもたちはブランコに乗って遊ん

でいましたが、Oさんは近くのベンチに座ってその様子をぼーっと眺めていたのです。子どもたちがブランコに乗っている様子を見ているよりも、離婚後に子どもと過ごす時間が短くなったことや、父親がいないことによって子どもにかかる負担などについて何度も考えていました。Oさんは自分が反すうしていたことに気づいていませんでした。週末をどのように過ごしていたかと治療者が尋ねたとき、Oさんは、「公園で子どもたちと遊んでいました」と答えていましたが、実際には反すうしていただけでした。

反すうをコントロールする最初のステップは、何が起こっているかを理解することです。もし以下のような状態であれば、反すうしている可能性があります。

- 否定的な考えや感情、もしくは状況について何度も考える。
- 何度もくり返して考えることが、気分の改善、希望の回復、自己卑下の軽減に役立っていない。
- 考えることが、問題解決に役立っていない。

## ✤反すうを判断する2分間ルール

反すうしている可能性があれば、反すうをそのまま2分間続けてください。そして反すうをやめ、以下の3つの質問に答えてください。

(1) 問題解決の方向に進んだか？
(2) 以前は理解できなかった問題が理解できるようになったか？
(3) 自分を責める気持ちや抑うつ気分が減少したか？

上記の3つの質問のうち1つでも「はい」と言えなければ、反すうの危険性があります。

# 反すうが行動の合図となる

奇妙に思うかもしれませんが、反すうを合図として使い、行動を開始することができます。「Rumination Cues Action（反すうを合図として行動する）」の頭文字をとってRCAと呼ばれます。

## ❖ RCAはどのようにおこなうことができるか？

これまで何度かうつになったことのあるＰさんは、39歳頃から常に落ち込んでいるという感覚を持つようになりました。しかし、活動と気分のモニタリング表を記録してみて、気分に変動があることがわかりました。たとえば、Ｐさんは夕食後、テーブルに座って翌日の仕事について考え始めます。仕事の不具合、給料の少なさについて考え、そのうち家族の問題、生活上の失敗などについて考えるようになります。寝る頃には、すっかり落ち込みがひどくなっています。Ｐさんの夕食後の反すうは自動的な習慣になっていたため、反すうを自覚することもありませんでした。

Ｐさんは、反すうに早い段階で気づき、「これは反すうだ」とラベル付けすることにしました。同時に、反すうに対してこれまでと異なった対応をするために、本を読む、散歩する、映画を見る、友だちや家族に電話するといった夕食後の行動リストを作成しました。Ｐさんは、自分の反すうについて気づいたらすぐに立ち上がり、行動リストの中の１つを実行することにしました。反すうは行動の合図になりました。１週間の取り組み後には、Ｐさんは夕食後に反すうすることもなく、ほかの活動ができるようになりました。その結果、寝る頃に落ち込みを感じることもなく、寝つきも良くなりました。ほかの時間帯においても、同じように反すうは行動の合図となりました。

これから数日、RCAをおこなうようにしてください。反すうをしているときには「これは反すうだ」とラベル付けをおこない、それを合図に別の行動を始めるようにしましょう。数日間続けてできるようになれば、反すうに費やす時間は減少し、気分は改善するでしょう。

### 練習問題　反すうを観察しよう

次の１週間にかけて、反すうが起きているときに、反すうを認識しラベル付けできるかを観察しましょう。先に述べた反すうを判断する２分間ルールを使って、心配、考えすぎ、強迫的な思考が反すうかどうかを判断してください。反すうを見つけたときには、「反すうだ」と自分に言ってください。反すうをラベル付けすることは、コントロールする上で有用です。

反すうを観察するために、次の表を使用してください。最初の列に自分が反すうしている状況を、２番目の列に反すうしている内容を、３番目の列に反すうしたことによる結果を記入してください。反すうの記載例を１段目に示します。

| | 状況 | 反すうの内容 | 結果 |
|---|---|---|---|
| 1 | 月曜日、仕事に行くために運転中。 | 人間関係に困っている。決して幸せになれないし、満たされることはない。 | さらに落ち込みを感じた。ほとんど赤信号を無視した。 |
| 2 | | | |
| 3 | | | |
| 4 | | | |
| 5 | | | |

# 体験に注目することの重要性

　Oさんの話を思い出してください。Oさんは公園で子どもたちと一緒に遊んでいたと思っていたけれども、実際にはそこで起こっている体験に注目していませんでした。体験に注目することは、自分の周囲で起こっていることや、それをどのように感じ、考え、意識するかに注意を向けることです。ここで最も重要なことは、自分の体験について注目することは、反すうをコントロールする強力な方法であるということです。

### 練習問題　RCAを活動に置き換えてみよう

　先に作った反すう状況の表を見直し、次の表の「状況」「反すうの内容」の欄に書き写してください。そして、それぞれの状況や反すうの内容に対して、反すう以外のできそうな活動を、少なくとも2つ記入してください。1段目に記入例を示します。

| | 状況 | 反すうの内容 | 合図 | 活動 |
|---|---|---|---|---|
| 1 | 月曜日、仕事に行くために運転中。 | 人間関係に困っている。決して幸せになれないし、満たされることはない。 | → | 1. ラジオに合わせて歌う。<br>2. 運転中に目に入るものに注意を払う。 |
| 2 | | | → | |
| 3 | | | → | |
| 4 | | | → | |

| 5 | | → | |

**✎練習問題** どんなときに、ぼんやりしている？

　以下に体験に注目するのが困難な状況を示します。これらは通常ぼんやりしやすい状況で、落ち込んでいれば間違いなく反すうを始める状況です。あなたに関連するものにチェックしてください。

- ☐ 散歩する。
- ☐ 食事をする。
- ☐ テレビを見る。
- ☐ 車を運転する。
- ☐ 仕事で机に座る。
- ☐ 集会に参加する。
- ☐ コンピュータを使って仕事をする。
- ☐ 掃除や皿を洗う。

ほかにもありますか？ ............................................................

............................................................................................................

　散歩をしているときに体験に注意を向ける例を示します。

- 周囲の音（鳥、風、車）。
- 周囲のにおい。
- 散歩中の気分。
- 周囲の風景（庭、木、植物、空の模様）。

　集会に参加しているときに体験に注意を向ける例を示します。

- 他人の話し声。
- 物理的な環境（家にいるか？　公園にいるか？）。
- 食事もしくは飲み物の味。

### 練習問題　体験に注意を向けてみよう

　これからの２日間、ふだんなら反すうしそうな状況において体験に注意を向ける練習をしてください。次の空欄に、あなたの状況や注意を向けるものについて記入してください。１段目に記入例を示します。

| 日 | 状況 | 私が注意を向けるのは…… |
|---|---|---|
| 月 | 仕事でデスクに座っている。 | 私が読んでいるもの、座っている姿勢、落ち着いた呼吸。 |
|  |  |  |
|  |  |  |
|  |  |  |
|  |  |  |
|  |  |  |

## ♣否定的な思考の扱い方：単に認識するだけ

体験に注意を向ける作業をするとき、否定的な考えや感情が心の中にうず巻いています。反すうに陥ることなく、否定的な体験に注意を向けるためには、善悪の判断をおこなわずに、否定的な考えを認識してラベル付けをすることが重要です。これは、「自己批判的になるのをやめよう」とか、「また否定的な考えをしてしまった。どうしていつもこうなんだ」などと言うのをやめることを意味します。代わりに、「これは否定的な考えだ」とラベル付けし、おこなっている行動を続けるのです。考えを取り除くことをやめることによって、そのために費やす時間の無駄を避けることができます。

### 第5章のまとめ

反すうは、生活の中で感じていることやそう感じる理由、自分の過ちについて、くり返し深く考える行動です。反すうとうつが密接に関連しているにもかかわらず、これまで自分自身のことや問題を分析することが推奨されてきました。そのため、多くの人は、うつに反すうを用いて対処しようとし、うつを悪化させてきました。反すうを克服する最初のステップは、反すうに気づくことです。次のステップは、反すうの代わりに別の行動をすることです。反すうをやめるために役立つ行動は、反すうを合図に行動すること、体験に注意を向けること、否定的な思考を単に認識するにとどめることなどです。

# 第3部
# 日常生活の中で行動活性化を活用する

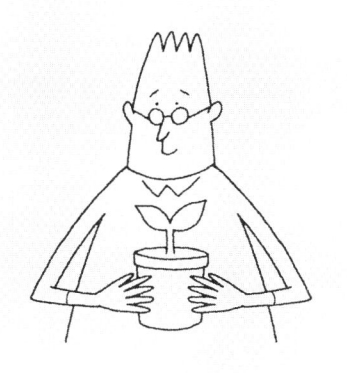

- 第6章　少しずつ変化する
  ↓
- 第7章　気分に依存しない自分になる
  ↓
- 第8章　あなたの望む生活を築く
  ↓
- 第9章　振り返って考える

# 第6章
# 少しずつ変化する

　うつのときには、やらなければならないことを先送りにする傾向があります。目の前の大きな問題を片付ける方法は、小さな段階に分けることです。本章では、この方法について学びます。

## 圧倒されそうになる

　Qさんは社会へ戻るための最初の練習として、日曜日にいとこと湖までピクニックに行くことにしました。天気予報は日曜日の猛暑を予想していたので、Qさんはショートパンツを準備しなくてはと考えました。Qさんはお気に入りのショートパンツを持っていましたが、うつで体重がかなり減ったため、今ではブカブカでした。ウエストを直すには1、2時間かかりそうでした。そのことに圧倒されそうになり、Qさんは「まったくできそうな気がしない。やる気さえあれば楽な仕事なのに」と不満を言いました。
　この「やる気さえあれば」という言葉は、うつの人によく見られる嘆きです。うつのときには、エネルギーが少なくなり、おこなう活動も以前のように楽しいと感じなくなり、やる気もなくなります。もし、あなたにいつものエネルギーがあれば、ふだん通りのペースで仕事ができます。しかし、いつものエネルギーがないうつのときにはできません。たとえば、飲み込むのが難しいときには、窒息しないように細かく噛み砕く必要があるように、一度にやる仕事の量を細かくする必要があります。不幸なことに、うつであっても生活で必要なことは減りません。そのため、あなたは簡単に日常の仕事に圧倒されそうになります。

## ✓チェックポイント

■「やる気がわかないのでやりとげることができない」と思うときがありますか？

□ はい　　　□ いいえ

### ✎練習問題　うつでないときなら何ができるかを見つけよう

うつでないときなら簡単にできそうでも、うつになるとできなくなる仕事や活動を書いてみましょう。

..................................................................................................................................
..................................................................................................................................
..................................................................................................................................
..................................................................................................................................
..................................................................................................................................
..................................................................................................................................
..................................................................................................................................
..................................................................................................................................
..................................................................................................................................
..................................................................................................................................
..................................................................................................................................

このリストで何か気づきましたか？　うつのときでも、物事をやりとげるのに支障はほとんどなさそうですか？　それとも難しそうですか？

# うつのときはあらゆることが悪く見える

　うつのときにはあらゆることが悪く見え、希望を持つことも難しくなります。希望がなければ、課題をやりとげる動機も薄れます。課題が大ごとのように見えたり、「そんなもの価値がない」と考えるようになったとき、外の世界はさらにうっとうしく思えてきます。

## ♣心を閉ざす

　私たちがうつと考える徴候は、進化の過程において、嫌悪すべきつらい感情を刺激するものや嫌悪感から人を守るための、心を閉ざす反応として機能していたと思われます。しかし、現代社会では、心を閉ざす反応は必要な機能を果たさず、むしろ友人や仲間から距離を作ります。

　さらに、心を閉ざすことによって自分を取り巻く環境に対応することが難しくなり、生活そのものが過剰な刺激になります。そのような状態では、電話の音、ドアのノック、道路から聞こえる警笛でさえ、エネルギーを奪うものだと感じられます。

### ✓チェックポイント

■ これまで、うつが心を閉ざした状態と感じたことがありましたか？

　　　　　□ はい　　　□ いいえ

■ これまで、困難な状況へ対処するのが難しく、心を閉ざしたことがありましたか？

　　　　　□ はい　　　□ いいえ

## ♣誰もが圧倒される問題もある

　時には、誰もが圧倒される問題もあります。一度に多くの問題が起きたり、処理能力を超える大きな問題が生じたりしたときには、あなたの頭が麻痺する原因になります。そして、あなたは逃避し、TRAPに入り、活動する気を失います。

この章の目的は、これまではできていた対処方法を取り戻すことに焦点を当てています。練習問題は、以前、うつでないときに、出来事にどのように対処していたかを明らかにします。

> **✎練習問題** 圧倒されそうなことに対するうつでないときの対応

1　最近、圧倒されそうに感じた出来事を書いてみましょう。

..................................................................................

..................................................................................

..................................................................................

2　過去、うつでないときには同じような出来事にどのように対処しましたか？

..................................................................................

..................................................................................

..................................................................................

3　もし過去に同じような出来事に対処したことがなければ、今回の出来事で何に一番困っていますか？

..................................................................................

..................................................................................

..................................................................................

## やらなければいけないことは多いのに時間は限られる

　仕事のストレス、上司からのプレッシャー、請求書、子どもの学校への送迎、地域の行事など、やらなくてはいけないことは多いのに時間は限られています。あなたが落ち込んでいるときや、ベストな状態でないときにも求められます。日々の生活の中で圧倒されそうに感じることは、個人の欠点や弱さが原因ではなく、環境とうつが組み合わさったものと理解できます。

### ☑ チェックポイント
■ うつでないときに比べて、うつのときのほうが、やらないといけないことがずっと大変だと感じたことがありますか？

　　　　　　　□ はい　　　　□ いいえ


## 人間関係の問題

　人間関係は、楽しみにもなり負担にもなります。もしあなたを支えてくれる友人や家族がいれば、その関係は喜びになります。逆に、友人との関係や家庭環境に問題があれば、関係に苦痛を感じるはずです。いずれにせよ、人間関係の問題を扱うことは重要です。落ち込んでいるときには他の人と向かい合うことが特に難しくなります。もしも夫婦関係のような重要な人間関係がうつを引き起こしているのであれば、その人間関係に対処する必要があります。生活を取り戻すために、人間関係の問題をいくつかの段階に分ける方法を示します。

　いつもうっとうしい気分がして、他人の負担になりたくないと考えているとき、どうすれば良好な人間関係を保つことができるでしょうか？　これはうつの人によくあるジレンマです。そして、この人間関係を維持するために、外から内を変える方法と小さい段階に分ける方法を使います。ちょっとした努力が必要ですが、いくつかの過程に分けることで、圧倒される感じはなくなります。

### ✎ 練習問題　あなたを支えてくれる人は？

　あなたを支えてくれている人の名前を書いてください。

次に、その人と最後に会った日を書いてみましょう。また、その人との関係にどのくらい満足しているか、1から5の段階で評価しましょう。1は「まったく満足していない」で、5は「とても満足している」です。
　ふだんの生活を支えてくれる人がわかりましたか？　どのくらいその人との関係に満足していますか？　満足していない場合、その理由は何ですか？　気持ちが圧倒され、その人たちと有意義な時間を過ごせないからですか？
　では、次に単なる知り合いや同僚の名前を書いてください。

　名前のあとに、その人と最後に会った日を書いてみましょう。何かわかりましたか？　知り合いや同僚と会っていましたか？　この中から親友になれそうな人をチェックしてみましょう。

## 課題をやりとげるために、課題の内容を書き出す

　新しい仕事についた場合、一般的に初日から仕事を始めず、まずはやるべき仕事を把握しようとします。職場の上司が仕事内容を紙に書いて教えてくれるかもしれません。あなたがうつで、自分が何を目標とし、どんなステップが必要かわからなかったら、どうしたらよいでしょうか？　うつのときには物事が困難で圧倒されそうに感じるのは無理もありませんが、どのように感じているかにかかわらず、圧倒されそうな課題にいかに取り組んでいくかに焦点を当てます。

## あらゆる活動は小分けにできる

　課題や問題をいくつかに小分けすることは有用です。課題を対処しやすい段階に設定すれば、大きな課題をこなすことが可能になります。この方法は課題分析と言われ、生活上のどんな課題や問題にも課題分析を施すことができます。

### ♣友人を作り、維持する

　うつのときの孤独感を減らすためには、友人や家族と過ごす時間を増やすことが有用です。練習問題でやったように、知人の名前を書き出して、友人になれそうな人をチェックしてみましょう。その中の誰か1人を選んで、お茶や映画に誘えば、新たな友人になれるかもしれません。友人を作って関係を維持するには次のような段階が必要です。

- 一緒に過ごせそうな人のリストを作る。
- 実際に誘ってみる人を数人選ぶ。
- そのうちの1人と一緒にお茶を飲む。
- その人を食事に誘う。

　ここで大事なのは、たとえば目標が友人を夕食に誘うことなら、最終段階は、友人に「一緒に夕食をしないか」と誘うことであって、一緒に夕食をとることではありません。人間関係を取り扱う際には、相手の判断や態度が影響することを目標とせず、自分自身の行動を目標としましょう。

## 🔍 課題分析　知人を夕食に誘う

目標を決めたら、目標をおこなうのに必要なステップをリストにしてみましょう。以下の例を見てください。

目標は知人を夕食に誘うことです。そのためには次のようなステップが必要です。

(1) 夕食に誘う機会を作るためにその人に会う計画を立てる（もしすでに電話番号やメールアドレスを知っていれば、電話やメールで連絡する）。
(2) 夕食に行くためにお互いに空いている日を何日か選ぶ。
(3) 夕食に誘うことにおどおどしそうなら、可能な日をメモする。
(4) どのように話したらよいかわからなければ、台本を書いて暗記する。
　・自分が一緒に夕食に行きたいことを伝える。
　・行く日を提案する。
　・行く時間を提案する。
　・レストランを提案する。
　・夕食が難しければ、たとえば喫茶店に行くなどの代案を提案する。
(5) 直接尋ねる際は、しっかりアイコンタクトを取る。しかし、不自然に注視しない。
(6) メールを打つのなら、送信する前に誤字がないか確認する。
(7) 電話をするのなら、最初に「今、話せますか」と確認をする。

このリストは、他人を夕食に誘う課題に含まれる要素を示した一例です。あなたも自分の問題で試してみましょう。

## ✎ 練習問題　人間関係の問題を細かく分けてみよう

**ステップ1**　最近、やっかいだがどうにかしたいと思った人間関係を思い浮かべてみましょう。たとえば、それは配偶者との緊張した関係や、上司との気まずい関係かもしれません。そのときの様子をできるだけ細かいところまで思い出してみましょう。

**ステップ2**　その人間関係の段階をすべて書いてみましょう。その関係を良くするために、あなたはどんなことをするべきですか？（もしも書くスペースが足りなければ、別の用紙に続けて書きましょう）。

少しずつ変化する 第6章

1

2

3

4

5

6

7

8

9

⑩

## ♣ 難易度が高い会話

　どんな人間関係においても葛藤は生じます。解決する必要性のある葛藤を避けると、落ち込んだ気持ちが続き、最終的には身動きがとれなくなってしまいます。しかし、怒りにまかせて責めるのもまた、有益ではありません。先の例のように誰かを食事に誘うことはそう難しいことではありませんが、大切な人に自分の気持ちを伝えることは、やや難易度が高い課題となります。Rさんの例を見てみましょう。

### 🔍 課題分析　傷ついた気持ちを伝える

　夫が連絡なしに遅くまで出かけていたことで自分の気持ちが傷ついたことを伝える、という例を見てみましょう。ここでは、Rさんの気持ちを伝えることが目的であり、夫に謝らせるとか、夫の行動を変えることではないという点に留意しましょう。目的は自分がコントロールできる範囲内におさめる必要があります。実際には夫に謝らせることや夫の行動を変えることが望む結果であっても、それは夫の態度に依存します。

(1)　Rさんが傷ついた夫の行動について自分の気持ちを伝えることを計画します。「夫が仕事後に連絡もなく遅くまで出かけたことで傷ついた」という設定です。仕事後に出かけたことではなく、連絡がなかったことが問題です。夫に何かあったのではと心配したことを伝えます。

(2)　パートナーと話し合いをおこなう都合のよい時間を計画します。

(3)　パートナーに伝えたい内容をあらかじめ練習しておくことも有用です。言いたいことを率直に伝えることが最も効果的です。たとえば、「先週、あなたが友だちと楽しい時間を過ごしてきたことは、私にとってもうれしいことよ。だけど、電話連絡がなかったので、とても心配し

たの。遅くなることを伝えてくれなかったことに傷ついたわ。あなたが無事だってわかって安心したけど」などです（うまく話せる自信がなければ、せりふを書き出して覚えることをお勧めします）。
 (4) 夫が家にいるときに、「ちょっと時間をとって話したいことがある」と伝えましょう。
 (5) 都合のよい時間を夫に尋ねましょう。
 (6) 約束の時間になったら、夫を落ち着いて話せる場所に誘いましょう。
 (7) あなたが言おうとしていたことを夫に話しましょう。

 これだけ見ると、少しかしこまった感じを受けるかもしれませんが、実際には以下のようなやりとりになります。

　　Rさん：ちょっと話したいことがあるんだけど、8時くらいに時間をとってくれる？
　　夫：何かあった？
　　Rさん：いえ、深刻なことじゃないけど、ちょっと時間がほしいの。
　　夫：今じゃダメなの？
　　Rさん：8時にしましょう。そうすれば先に夕ご飯が食べられるし。
　　夫：いいよ。

　　――8時になり、会話は以下のように進むでしょう――

　　Rさん：先週、あなたが友だちと楽しい時間を過ごしてきたことは私もわかっているし、私にとってもうれしいことよ。だけど、あなたが電話をくれなかったから、私は心配したし、あなたが無事だってわかってホッとしたけど、帰りが遅くなることを知らせてくれなかったことに傷ついたの。
　　夫：それが君の言いたかったこと？
　　Rさん：そう、これが言いたかったこと。だけどこれは大切なことなの。
　　夫：僕の配慮が足りなかったよ。君が心配しているなんて思いもしなかった。君を傷つけるつもりはなかった。次は、君に連絡するのを忘れないようにする。
　　Rさん：ありがとう。そうしてくれるとうれしいわ。

　ここでは、Rさんは目標とした「傷ついたことを伝える」ことを達成しています。仮に、夫の反応が十分でなかったとしても、会話を続け、目標を達成す

ることができます。たとえば、夫が「24時間、僕がどこにいるかを君に伝える必要はないよ。君は僕の親じゃないんだ」と言ったとします。この言葉に対して、「なんて自分勝手なの。あなたは私のことなんて大事じゃないんだわ」と答えるのではなく、「ええ、私の許可を得る必要がないことはよくわかっているわ。そういうことが言いたいんじゃないの。あなたから連絡がなくて心配で傷ついた、そのことを伝えたかったの」と言うことが目標を達成することになります。

## ♣家を片付ける

うつのときにしばしば困難になることに、家の片付けがあります。

### ☑チェックポイント

■ うつのときに、散らかった家を片付けられず、嫌な気分になったことがありませんか？

□ はい　　　□ いいえ

　流しに積まれた汚れた皿や洗濯物の山を目にしただけでも、TRAPが始まります。うんざりする、憂うつになる、ぐったりするなどの反応が起こり、なんとかそれを回避しようとします。「ここをきれいにしなければ」と考え、気が遠くなるような仕事に思えてきます。ここで、直面する問題を扱いやすく小分けにする方法が役立ってきます。古いハンガーでいっぱいになっているタンス、床に脱ぎ散らかしたセーター、もう着ることのない古い洋服を片付けることを例として考えてみましょう。そのステップにはどんなものがありますか？

### 🔍課題分析　家を片付ける

⑴　ものを仕分けするスペースがいるので部屋を片付ける。
⑵　古着を寄付するものと捨てるものに分類する袋を用意する。
⑶　最初に古いハンガーを片付け、脇に積み重ねておいてまとめる。
⑷　洋服の山から、破れているものや捨てるものを分ける。
⑸　再び、洋服の山からサイズが合わずに着られないものを選び出し、寄付するものとして別の山に分ける。
⑹　さらに、もう二度と着ないと思う服を選び、寄付の山に分ける。

(7) 袋に収まるように、寄付する服を畳む。
(8) 寄付に持って行く袋にこれらの服を収める。
(9) ごみにも寄付の山にも入らなかった、床に投げてあるセーターをまとめる。
(10) 引き出しからもセーターを出し、先ほどの山に一緒にまとめる。
(11) これらの服をすべてきちんと畳む。
(12) きちんと引き出しに整えてしまう。

見てください、12ものステップになりました！ もし「前よりもさらに不安で落ち込んだ」と感じたなら、次のことを心に留めておくとよいでしょう。ポイントは、1つのステップごとに取り組むということです。あるステップに取りかかったら、今やっているステップが終わるまでは次のステップのことを考えないようにすることです。そのステップが終わって初めて、次のステップに移るかどうかを判断しましょう。

## ❖ 就職活動をする

多くの人にとって、就職活動は落ち込みを感じる原因となった状況（失業）に直面することを意味します。失業は居心地の悪い屈辱的なものです。ここでは、就職活動に必要な基本的な活動を示します。

- 以前就いていた仕事と、その期間についてリストアップする。
- 履歴書（経歴）を最新のものに書き換える。
- 求人広告を見つけるために、地域の新聞のコピーを入手する。
- あなたの専門分野や地域で人材を募集している仕事をインターネットで探す。
- 職業安定所に行き、登録する。
- 人材派遣会社に登録する。
- 指定された手段を通して（履歴書をメールで送る、郵送する、電話をするなど）相手と連絡をとる。
- 指定された日時に面接に行く。

就職活動は、多くのTRAPがあるため、元気なときであってもかなり苛立たしい活動と考えられますが、うつのときはさらに苛立ちが強まります。課題を

小分けにしていくことは、大きな計画に取り組む際に役立ちますが、この方法だけでは不十分な場合もあります。そのような場合に目標達成の努力を続ける方法について説明します。

## 段階的なステップを用いて課題を達成する

　不安や恐怖を治療するために発展してきた方法で、それぞれの活動においてどの程度の苦痛を感じているかを測定する方法があります。この方法は、回避したいことに直面したときや気分が落ち込んだときにも使えます。この方法は「Subjective Units of Discomfort Scale（自覚的障害単位尺度）」、略してSUDSと呼ばれ、苦痛を外側から測るのではなく、あなたの感じ方を基準にして苦痛のレベルを評価します。言い換えれば、この尺度は、ある特定の状況であなたが感じることが基準になるのであって、あなたが感じるべきだと考えていることや他の人の感じることが基準になるわけではありません。不快な感情を、0から100までの数値で、10区切りに評価します。苦痛や不快を感じない状況を0とし、最も苦痛や不快を感じる状況を100とします。では、具体例を示しましょう。

### ♣ SUDS尺度を作成する

　SUDSは、自分自身の体験に基づいて作成する不快についての主観的な尺度です。何を不快と定義するかは、アプローチしようとする課題によって異なります。課題によって、いらいら感、悲しみ、恐怖、くじけそうな気持ち、怒り、疲労感などさまざまです。SUDSを作るためには、まず、課題に含まれるステップを考え、そして、それを体験したときに感じるストレスの度合いを数値に置き換える必要があります。SUDSは恐怖症の治療のために作られたものなので、犬恐怖症の人を例にとって見てみましょう。

| スケール | 体験 |
| --- | --- |
| 100 | ニューファンドランド犬のような大きな犬に顔をなめられる |
| 90 | 飼い主に押さえられている自分の方を向いていない大きな犬をなでる |
| 80 | フェンス越しに大きな犬が飼い主と遊んでいるのを見る |
| 70 | トイプードルのような小さな犬に、顔をなめられる |

| | |
|---|---|
| 60 | 飼い主に押さえられている自分の方を向いていない小さな犬をなでる |
| 50 | フェンス越しに小さな犬が飼い主と遊んでいるのを見る |
| 40 | 子犬に顔をなめられる |
| 30 | 飼い主に押さえられている自分の方を向いていない子犬をなでる |
| 20 | フェンス越しに子犬が飼い主と遊んでいるのを見る |
| 10 | 道路の向こう側で子犬を見る |
| 0 | 犬や子犬の写真を見る |

　この人の最終的な目標は、人なつこい大きな犬に自分の顔をなめられるのを我慢することでした。この尺度を使うことで、この人は、大きな犬に顔をなめられることと比べて、そのほかは苦痛が少ないことに気づきました。まず簡単なレベル（犬の写真を見る）から始め、徐々に難しいものに挑戦していき、最終的に目標に達することができました。このように、SUDSを作ることで、課題の達成が容易になります。

　亡くなった愛する人の所持品をまとめるという課題は、大きな悲しみを体験する課題です。この作業を、SUDSにより、0は悲しみを感じない作業、100は最も悲しくつらい作業として、0から100までの段階をつけてみると、以下のようになります。

- その人の部屋に行く： 10
- 古い写真を見て、どれを取っておくか決める： 90
- 古い服を調べ、寄付するものを別に分ける作業をする： 60
- 不必要になった古い書類や個人的な資料を破棄する： 20

　このようにして、与えられた課題のステップの相対的な難易度を測ることができます。これはまさに、課題の中にどのような要素が含まれているかを考え、それぞれを評価することなのです。これらのステップを評価することで、最初に比較的簡単に取りかかれる課題を選ぶことができます。
　この方法は、「段階的課題割り当て」と呼ばれ、より簡単な段階から始め、より難しい方へ進んでいきます。目標は、回避しがちなことに段階的に立ち向かうことです。

## 📝 練習問題　SUDSを使って課題を達成しよう

この練習問題はコピーをとってから使用してください。難しいと思っている課題を達成するために、この練習問題を使うことができます。

(1) あなたが取り組む必要がある課題を考えましょう。

　　それは何ですか？

(2) あなたが避けてきたこの課題を達成したときに、感じる感情を考えてみましょう。

　　課題を達成したときに感じることは：

(3) この課題の段階（もしくはステップ）をリストアップし、それぞれの段階をおこなうときにあなたがどう感じるかに基づいて、その強度をSUDSで評価してみましょう。SUDSでは、それぞれの強度を0から100の数字で表します。0はまったく不快でないこと、100は最も不快なことを表します。

(4) より不快が小さい段階から始めて、1つずつ達成しましょう。

(5) 課題を達成するために、徐々に難しい段階に進みましょう。

| 課題の要素 | SUDS点 |
| --- | --- |
| ① | |
| ② | |
| ③ | |
| ④ | |
| ⑤ | |
| ⑥ | |

⑦
.................................................................................................

⑧
.................................................................................................

⑨
.................................................................................................

⑩
.................................................................................................

⑪
.................................................................................................

⑫
.................................................................................................

⑬
.................................................................................................

⑭
.................................................................................................

⑮
.................................................................................................

　どのような課題でも、達成するためには苦痛が少ないステップから始めるのが最良で、これによって成功体験を得ることができ、次のステップに挑戦する自信が持てます。大切なことは、一度に取り組むのは1つのステップだけで、1つのステップを達成したら、次のステップに進むか否かを判断することです。

### ✏️ 練習問題　課題を達成したら、その過程を振り返ってみよう

　課題が達成できたら、その過程を振り返って評価しましょう。次の欄に、あなたが学んだこと、学び終えた今感じていること、あなたが成しとげたこと、そしてその他にも重要と思われることなど、その過程に対する感想を書き込みましょう。

.................................................................................................

.................................................................................................

# 小さなステップを使って成功する

　Sさんは日当たりの悪いワンルームマンションに住んでいました。彼女のマンションは、キッチンの上にある東側の小さな窓以外、すべて北側に面していました。彼女は、6か月間うつが続き、その間に部屋は散らかり、汚れていました。しかもマンションの近くに工事現場があったため、窓はちりや汚れで覆われていました。

　Sさんはキッチンの掃除をするために、「段階的課題割り当て」をおこないました。その課題の1つに、キッチンの上の窓の掃除も入れました。これらのステップを段階的にこなしていくうちに、予想したほど時間はかからないことに気づきました。Sさんがキッチンの窓を掃除しているとき、スポンジが窓に触れました。すると、窓を覆っていた灰色がかった膜に透明なすじができました。窓ガラス全体を掃除し、シンク、レンジ、カウンターもきれいになると、気分はいくぶんましになりました。うつが改善したかどうかは確信できませんでしたが、少なくともキッチンをきれいにするという目標は達成できました。そして翌朝、Sさんのマンションで唯一東側にあるキッチンの窓から差し込む朝日で目覚めたとき、その光のまぶしさにびっくりし、大きな幸福感を感じました。

## ♣ きちんと話をする

　Tさんは姑(しゅうとめ)が経営する花屋に勤めていました。姑との関係は良好で、給料も十分にもらっていました。しかし、最近、Tさんは介護の勉強をしたいと考えるようになり、そのためには姑と勤務時間を交代することが必要になりました。元々、姑はTさんに花屋の仕事を続けてほしいと考えており、Tさんがほかの仕事を探すことに神経質になっていました。Tさんは、月曜日に姑にこれらを話すことを目標とし、以下のような「段階的課題割り当て」をおこないました。

(1) スケジュール調整の際には、姑が選択できるように複数の選択肢を用意する。
(2) 話す時間は、店があまり混んでいない、一緒にお茶が飲めるような時間帯を選ぶ。
(3) 伝えたいことを台本に書く。
(4) その台本を覚える。

(5) 2杯のコーヒーを用意する。
(6) 希望を伝える。

自分の希望を伝えたとき、姑は静かに答えました。

　姑：介護の学校に行くのは、本当に大変よ。やりたいというのは、確かなのね？
　Tさん：大変なのはわかっています。でもやってみたいんです。そのためには勤務時間を変える必要があるんです。
　姑：今のままのほうがいいんじゃないの？
　Tさん：確かに今のほうがいいと思います。勤務時間も融通がきくし。だからこそ、逆に、この機会を使って勉強してみたいと思ったんです。お義母さんは、どちらの提案が好都合ですか？
　姑：そうね、習い事の時間を変える必要があるわね……。
　Tさん：そうですか、2つの案とも、時間を変える必要がありますか？
　姑：1つ目の案は無理だわ。月曜日の朝に店を開けに行くのは、もう何年もあなたが代わりにやってくれていたから、本当に助かっていたわ。そこは変えたくないわ。
　Tさん：そうですか。習い事のほうはスケジュールが動かせそうですか？
　姑：習い事の時間は動かせると思うわ。午後にでも電話して、時間の変更ができるか確認してみるわ。そして明日、あなたに電話するけど、それでいい？
　Tさん：手続きは来週の火曜日までですから、時間はあります。ありがとうございます。

## 第6章のまとめ

　段階的課題割り当てを用いて課題を分析し、細分化していくことで、直面している多くのTRAPに対して、別の対処法を手にすることができます。この方法は、どうにもならないと思われたことを実行可能にします。まずは、課題の中のステップについて感じている不快な感情を評価することから始めてください。そして、それぞれのステップを、一度に1つずつ実行していきます。最後に、その課題の結果を振り返って、あなたの気持ちにどのような効果があったか、その結果にどれくらい満足できたかを考えましょう。

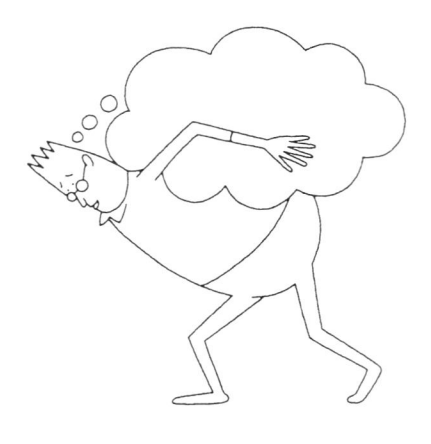

# 第7章
# 気分に依存しない自分になる

　この章では、気分に依存しない自分になる方法を示します。「気分に依存する」とは、いかに行動するか、あるいは何を目標に実行するかが、その人の気分によって決定されることを意味します。行動が気分に依存しているときには、「全然やる気がないのにどうやって働けばいいの？」とか「落ち込みがひどくて人と会うことができない」などと言い、結果的には、落ち込みが軽くなってやる気が出るまで行動を控えてしまいます。これに対して、気分にかかわらず特定の目標や活動をおこなっていく方法は、あなたに強い力を与えます。

## 気分に依存する

　Uさんは学校の先生です。この2年間、Uさんは学校が長期の休みに入るとうつに陥っていました。うつになったUさんは、散歩や友人との交流が楽しめなくなり、新学期について無用な心配をし、授業の準備に取り組んでいないことに対して罪悪感を抱くようになりました。しかし、仕事はまったく手につきませんでした。Uさんの言葉を借りれば、「落ち込みがひどくて仕事の進め方が思いつかない」状態でした。
　Uさんは、活動性が落ちれば落ちるほど調子が悪くなっていきました。調子が悪くなると、さらに活動が困難になりました。Uさんは授業の不安と準備していない罪悪感を強く感じながら、ベッドに横になっていました。気分や意欲が改善するのをただ待っていることが、Uさんがうつから抜け出せない大きな要因と考えられました。
　ある朝、Uさんは自分に言いました、「このままではダメだ。たとえどんな

気分でもベッドから起きなければいけない」。Ｕさんは、不安や罪悪感を抱きながらも朝食をとり、散歩に出かけました。驚いたことに、Ｕさんは散歩に出ると急に気分が改善し、不安や罪悪感もほとんど抱かなくなりました。もし不安感や罪悪感が過ぎ去るのを待っていたら、散歩に伴う気分の変化は起きなかっただろうとＵさんは思いました。

### ☑ チェックポイント

■ Ｕさんの話はあなたに関連していそうですか？

　　　　　　　　□ はい　　　　□ いいえ

■ あなたは落ち込みが原因で仕事に取り組むことができないと感じたことはありますか？

　　　　　　　　□ はい　　　　□ いいえ

　Ｕさんの例のように、気分が行動に大きな影響を与えることはよくあります。人はその時々の気分に従って行動します。気分に依存した行動は、あなたが達成したい目標よりも、むしろその瞬間にどのように感じたかに依存します。

### ✎ 練習問題　あなたは気分に依存して行動する傾向がある？

　落ち込んでいるときに、その気分に依存して行動することは問題です。以下に、気分に依存する行動の例を示します。あなたがとる行動にチェックをつけてください。

　　　□　気分の落ち込みが少なくなるまで、用事を始めないで待つ。
　　　□　倦怠感を感じたときは、活動的に過ごすよりも横になる。
　　　□　そのときの気分が予測できないので、人との約束や計画を避ける。
　　　□　気分が良くないときには計画や行動を土壇場でキャンセルする。

　これ以外の気分に依存した行動をとっていますか？

## ♣ あなたの行動は気分に依存しているか？

　一般に、感情や気分は行動の原因であると考えられています。ある人に、どうして泣いているかと尋ねたら、「悲しいからだ」と答えるはずです。なぜ笑っているのかを尋ねれば「楽しいから」と答えるでしょうし、眉をひそめていれば「怒っているから」と答えるでしょう。これと同じように、1日中横になっているとしたら、「落ち込んでいるから」と答えるかもしれません。実際は、気分と感情は人の行動を決定する要因の1つにすぎません。ほかにも、自分の置かれている状況、考えていること、心に持っている目標・希望なども行動を決定する要因として知られています。したがって、必ずしも自分の気分に従って行動する必要はないのです。

## ♣ 思考実験

　友人に夕食に誘われ、行くと返事した状況を思い浮かべてください。夕方が近づくにつれて、だんだん倦怠感を感じ、夕食を楽しめるかしらと心配し始めます。また、友人は私といても楽しめない、誘わなければよかったと後悔するに違いないと考え始めます。考えれば考えるほど、気分は悪くなり、夕食に出かける自分を想像することが難しくなります。そして、とうとうキャンセルの電話をします。

　友人と夕食に行くことに対して、誰かがあなたに5万円くれるという状況を想像してみてください。たとえ気が進まなくても、あなたは行こうとしませんか？　10万円ではどうですか？　あるいは3万円ではどうですか？　もしあなたが報酬によって夕食に行くことができるとしたら、気分には依存せず行動できる可能性を示しています。

　落ち込んだときには、特にこのような物の見方は難しいようです。多くの場合、「私は落ち込んでいるので友人と夕食へ行くことができない」と考えるでしょう。あなたがそう考え、考えている通りに行動するとしたら、あなたの考えは行動を予言したことになります。たとえどんなに落ち込んでいたとしても、

ほとんどのことは実行できる可能性があります。落ち込んでいるときに実行することは容易ではありませんが、そのためには行動活性化を理解し、実践していくことが役立ちます。

### ☑ チェックポイント

■ 落ち込んでいるときに、気分に依存した行動をとる傾向がありますか？

　　　　　　□ はい　　　　□ いいえ

■ あなたは、気分に依存した行動をとらなければいけないと考えますか？

　　　　　　□ はい　　　　□ いいえ

## ✤ 感情や気分が行動に大きな影響を及ぼすか？

　もし、あなたの行動が必ずしも気分に依存しないと考えることができれば、このセクションを飛ばして、次へ進むことができます。逆に、感情や気分が行動に対して大きな影響を及ぼすと思えたら、このセクションで、気分と感情に関する基礎知識や、気分への依存から脱却する考え方を学習しましょう。

### ✎ 練習問題　あなたがやめている活動は？

　あなたにとって有用なのに、最近はやめたり避けたりしている活動を下の欄に記入しましょう。たとえば、定期的な運動、家族や友人に会うこと、仕事や家庭内の困難な状況に取り組むことなどです。

........................................................................................................

........................................................................................................

........................................................................................................

　避けている活動や行動を頭に浮かべ、自分が考えている理由を次の欄に記入してください。

この活動や行動をやめたり避けたりしている理由は……

① ........................................................................................

② ........................................................................................

③ ........................................................................................

④ ........................................................................................

⑤ ........................................................................................

⑥ ........................................................................................

　あなたが挙げた理由を見直してみましょう。そのうち、どれがあなたの気分や感情に関連し、実際にどの程度、行動を妨げていますか？　言い換えれば、気分が違っていても障害となるものはいくつありますか？

## 感情や気分の目的は？

　感情や気分は、人生において重要な出来事が生じたことをあなたに伝える役目を持っています。たとえば、恐怖はあなたが非常に危険な状況にいることをあなたに伝えます。幸せはあなたに何か良いことが生じたことを伝えます。下表にその例をまとめています。

| 気分／感情 | 伝えるもの |
|---|---|
| 不安 | 何か悪いことが起きる |
| 陽気 | 物事や状況が明るい |
| 穏やか | 心配することがない、安全 |
| いらいらする | 何か気にさわるものが存在する |
| 落ち込む | うまくいかない |
| 恥じる | 社会的なルールや予想からずれる |

### 感情や気分が行動の原因になるか？

　感情や気分が行動の原因になるかという質問への答えは、イエスでもありノーでもあります。確かに感情や気分は行動に影響を与えます。たとえば、落ち込んでいるときには、冗談に対して笑うことは少なくなるでしょう。しかし、気分が行動の原因であるという考えは大きな問題です。実際、ある程度の影響はあるものの、感情や気分が行動を完全に支配することはありません。

　また、感情や気分は、行動が役立つか否かを判断する材料にはなりません。たとえば、強い不安や恐怖から苦手な歯医者に行くことを避けた経験はありませんか？　あるいは、気分が乗らないために友人と会うことを避けたことはありませんか？　いずれの状況においても、感情や気分に従って行動する（歯医者に行くことや友人と過ごすことを避ける）ことは役に立たないし、長期的に見れば有害になります。すなわち、感情や気分はいろいろな役割を持っていますが、役に立たない行動を誤って導くこともあるのです。

## 気分以外に行動に影響するものは？

　気分以外に行動に影響するものに何があるでしょうか？　落ち込んだ場合や不安な場合には、気分に従うよりも、あらかじめ決めた計画や目標に従って行動するほうがはるかに役立ちます。

　Ｖさんは最近、リストラのために会社を解雇されました。次の仕事を探す必要があることはわかっていましたが、できませんでした。数年来、Ｖさんは多くの顧客を抱え信頼されていたので、電話をかけて探せば新しい職が見つかりそうな状況でしたが、電話をかけようと思うと強い落ち込みを感じ、できませんでした。Ｖさんは、自分が解雇されたことを人に伝えることに恥ずかしさを感じていました。

　治療者と相談し、Ｖさんは新しい仕事を見つける計画を立て始めました。実行しやすくするために、Ｖさんは３日間、仕事を紹介してくれそうな人に15分ずつ（毎朝10時から10時15分まで）電話をすることに決めました。どんなに落ち込みや恥ずかしさを感じても、自分の計画にこだわり、実行することにしました。Ｖさんはこの目的を達成するために契約書を書き、この契約を実行すべく署名しました。また、綿密に台本も準備しました。初めて電話をかけたときにはぎこちなさを感じましたが、その後は電話をかけることが楽になってきました。行動を起こした結果、Ｖさんは気分が少しずつ改善していることにも気づきました。

## ❖ 気分に依存した行動ではなく、気分に依存しない行動

　Vさんは、気分に依存した行動よりもむしろ、気分に依存しない行動について学びました。あなたが気分に依存して行動するなら、自分の気分が改善するのを待って行動を決めます。「気分にかかわらず行動する」というのは、そのときの気分にかかわらず目標を決めて進むことを意味します。高い目標である必要はありません。たとえば、「明朝、起きたときにコーヒーを入れ、すぐに手紙や請求書の整理を始める」といった目標でも十分です。要は、そのときの気分がどうであれ、計画を実行することが大切です。

　気分にかかわらず行動することの例を示します。登山中に道に迷った状況を想像してください。あなたはどうしますか？　なんとかして来た道を戻ろうとするかもしれません。川に沿って、人里をめざす計画を立てるかもしれません。あるいは、緊急信号用の発煙筒をたくかもしれません。気分が改善し、やる気が出るまで待つことはしないはずです。同じように、うつのときにも、気分に任せるのではなく、問題を解決するために計画を実行することが重要です。

### ✎ 練習問題　気分に依存した行動から気分に依存しない行動へ

　左の空欄に、気分に依存した行動の例を書き出してください。たとえば、気分が乗らなければ練習しないというのであれば、「気分が良くないときは練習しない」と書きます。そして右の欄には、左の欄の行動に対応する、気分に依存しない行動を書いてください。たとえば、「どんな気分であっても月、水、金曜日に練習する」と書くことができます。

| 気分に依存した行動 | 気分に依存しない行動 |
| --- | --- |
| ① | |
| ② | |
| ③ | |

## よくある疑問

気分に関わらず目標に従って行動することについて、いくつか疑問がわくかもしれません。

**何もすることができないくらい落ち込んでいるときにはどうしたらいいのか？**……おそらく、ベッドで寝ている以外に何もできないと感じるくらい落ち込んだり悲しい気持ちになったりしたことが何度もあるでしょう。ここで鍵となるのは「感じた」ということです。たとえ何もできないと感じるときでも、実際には活動できる能力があるものです。たとえば、重度のうつになると、まったく行動に選択の余地がなくなると信じ込んでしまいますが、そのようなときでさえ、動機づけが十分であれば、運動、家の掃除、友人や家族と過ごすこと、散歩、手紙を書くことなど、できることはかなりあります。

**身体的に目標を遂行することができないときは？**……たとえば、足首を捻挫すれば運動は難しくなります。しかし、ここでの難しさは身体的な病気によるもので、気分によるものではありません。時には、気分と身体的な病気の違いを識別することが難しい場合もあります。たとえば、うつのときには、うつでないときと比べて身体的な痛みは強く感じられます。そのため、身体的な問題なのか、気分の影響なのかを識別する必要があります。

**うつのときにうつでないようにふるまうのは間違いではないか？**……気分よりも目標に従って行動していると、最初はしんどく感じると思います。あなたは自分以外の誰かを「演じている」ように感じるかもしれませんが、決して「本当の自分」を欺くものではないし、偽りの自分でもありません。気分に関係なく目標を設定し、行動することを選択することが、「本当の自分」につながります。気分が本当の自分を最もよく表しているわけではありません。

**うつでないように演じているだけではないか？**……気分に依存する状態から抜け出すために、幸福な気分であることを演じる必要はありません。気分は気分として感じつつ、目標を設定して行動することが重要です。

## ♣ 目標の設定

うつのときには、目標がないように感じたり、目標を設定することが困難になったりします。これらは気分に依存した思考です。すでに、気分に依存した行動から脱却する方法を学んでいるので、気分に依存した思考に対して同じ原則を適用することができます。

### 短期目標は？

目標に従って行動する場合、まず目標を明確化する必要があります。目標は、将来的にこうなりたい、こうしたいといったことで、あなた自身が価値を認め、しかも関与しうるものです。さらに、「より幸せになる」といった抽象的な目標では進み具合を測ることは難しいので、測定可能な具体的なものにします。また、悩んだり考え込んだりする時間を減らすのではなく、楽しめる活動を増やすといった前向きなほうが良いでしょう。こうした目標であれば、進み具合の評価がより容易になり、目標を達成するのに必要な行動も明確にできます。目標には短期のものと長期のものがあります。短期目標は数日から数週間で成しとげたい目標であり、長期目標はもっと長い期間をかけて成しとげたい目標です。

### ✎ 練習問題　目標を見つけよう

次の空欄に、考えられるだけ多くの目標を書きましょう。短期目標か長期目標か、達成できるかどうか、どれくらい難しいか、目標が現在の状況からずれているかどうか、といったことは気にせず、できるだけ多くの目標を考えてください。

① 

② 

③ 

④

⑤
..................................................................................................

⑥
..................................................................................................

⑦
..................................................................................................

⑧
..................................................................................................

⑨
..................................................................................................

⑩
..................................................................................................

　あなたの目標を見直してみましょう。明確で具体的なものはどれですか？不明確で、説明するのが難しいものはどれですか？　それぞれの目標が短期か長期かを考え、短期にはＳ、長期にはＬと印をつけましょう。

### ✓ チェックポイント

■ 短期目標と長期目標が、それぞれ少なくとも何個かできましたか？

　　　　　□ はい　　　　□ いいえ

　もし１～２個の目標しか浮かんでいないようなら、もう少し考えてみましょう。２～３日、２～３週間、２～３か月単位で達成したいことを、それぞれ数分間、考えてみましょう。６か月後あるいは１年後に達成したい目標は何ですか？　目標が明確で本当に価値のあるものであれば１～２個でもかまいません。

### 練習問題　短期目標の達成方法を考えよう

　これは短期目標を達成するための６つの手順です。
　（1）　目標をはっきりと定める。
　（2）　目標を達成するために必要な段階を明らかにする。
　（3）　論理的に段階を整理する。

(4) それぞれの段階の遂行を約束する。
(5) どのような気分でも、その段階をおこなう。
(6) 段階をやり終えたら自分をほめる。

　記入したリストを見直して、短期目標を１つ選びましょう。そして、選んだ目標がどのくらい具体的にはっきりしているか自問しましょう。目標をはっきりさせるために、多少修正する必要があるかもしれません。目標が決まったら次の空欄に書き込みましょう。

短期目標その１
..................................................................................................................................
..................................................................................................................................

　ここで、目標を達成するためにどのような段階が必要かを考えます。段階の順番は気にせず、目標を達成するのに必要な手段をできるだけ多く考えましょう。ひとくくりの大きな段階では目標達成に役立たないので、できるだけ細かな複数の段階にしましょう。下の空欄にあなたが考える段階を書きましょう。

..................................................................................................................................
..................................................................................................................................
..................................................................................................................................
..................................................................................................................................
..................................................................................................................................
..................................................................................................................................
..................................................................................................................................
..................................................................................................................................

次に、段階を論理的に順番に並べ換えます。最初に取りかかるべき段階は何でしょうか？　もし見つからなければ、最も簡単そうな段階から始めてみましょう。そうすれば比較的容易に達成感が得られます。

① ................................................................................................................

② ................................................................................................................

③ ................................................................................................................

④ ................................................................................................................

⑤ ................................................................................................................

⑥ ................................................................................................................

⑦ ................................................................................................................

⑧ ................................................................................................................

　第１段階を実行する日時を決めましょう。そのとき、どんな気分であっても、第１段階を始めましょう。第１段階をやりとげることができなかった場合は、再度それを実行する日時を決め、実行することを約束しましょう。たとえば、あなたの目標が、週末の１日に屋外で何か楽しいことをすることだとしたら、最初の段階は楽しい活動を探すことであり、その活動の調査と計画に毎晩８〜９時の１時間をあてることかもしれません。以下の欄に、第１段階を実行するために約束を書き込んでください。

第１段階の約束：
...................................................................................................................................

...................................................................................................................................

...................................................................................................................................

第1段階が達成できたら、第1段階の横にチェックを入れましょう。そして、どんな小さなことであっても、達成したことを認め、喜びましょう。「すごく簡単なことだ。たいしたことじゃない。もともとできていたことだ」と考えないでください。実行するのが簡単ではないから行動活性化に取り組んでいるのだということを忘れないでください。目標に向かって段階を1つ達成したのなら、自分をほめてやるだけの価値があります。

　6か月以上うつで苦しんでいるWさんは、納屋をきちんと片付けることについて悩んでいました。以下は、納屋をきれいにするために彼女が作成した短期目標計画です。

## Wさんの短期目標計画ワークシート

1. 短期目標：長年の悩みである納屋の掃除をする。
2. 目標に向かっての段階：床と壁を洗う、窓を磨く、廃品回収に出す、除湿機を買う、すべての箱を開けて目を通し価値あるものと捨てるものに分類する、納屋の隅に価値あるものを移動する。
3. 段階の順序：
    (1) すべての箱を開けて、価値あるものと捨てるものに分類する。
    (2) 納屋の一方に価値あるものを移動する。
    (3) 床と壁を洗う、窓を磨く。
    (4) 廃品回収に出す。
    (5) 除湿機を買う。
4. 第1段階の約束：私はこれから3日間、毎晩8〜9時の1時間、納屋で価値のあるものと捨てるものを分類します。

　では、あなたの短期目標計画ワークシートに記入しましょう。ワークシートは、何度でも使えるようにコピーしておいてください。

## あなたの短期目標計画ワークシート

1 短期目標：

2 目標に向かっての段階：

3 段階の順序：

　(1)

　(2)

　(3)

　(4)

　(5)

　(6)

　(7)

　(8)

4 第1段階の約束：

## 練習問題　目標を実行しよう

あなたの立てた短期目標計画を実行しましょう。計画が進むにつれて、行動が気分に支配されないことに気づくはずです。気分にかかわらずに行動することは魔法のように劇的にうつを治すわけではありませんが、自分が約束したことを達成したときには、これまでとは違うコントロール感を感じ、気分が良くなっていることでしょう。

### チェックポイント

■ 気分にかかわらず短期目標計画を実行することを約束しますか？

　　　　　　　□ はい　　　　□ いいえ

## ❖長期目標は何か？

長期目標とは、将来起こってほしいと思っていることや、何か月後かに達成したいと思っていることです。次に長期目標のいくつかの例を示します。

- 多くの友人を持つ。
- 人間関係を保つ。
- 勤務先や職業を変える。
- 家を買う。
- うつへの脆弱性を弱める。
- 本やシナリオを出版する。

短期目標は長期目標に関係しています。たとえば、家を買うという長期目標を持っていたら、短期目標は、お金を貯めること、土地や家の情報を集めること、利用できる住宅ローンを調べることになります。これらの短期目標は、長期目標を達成するために役立ちます。したがって、最も重要なことは自分の長期目標を明らかにすることです。

## ✎練習問題　長期目標を考えよう

　半年から5年先の目標について考えてください。何を達成し、変えてみたいですか？　家族や、親密な人間関係、仕事、財産、健康など、さまざまな分野で目標を考えてみましょう。次の空欄にできるだけ多くの長期目標を書いてください。右側の（RとDと記された）空欄は空けたままにしておいてください。

あなたの長期目標　　　　　　　　　　　　　　　　　　　　　　R　　D

①

②

③

④

⑤

⑥

⑦

⑧

## ♣長期目標を考えることは難しい？

　うつが長期にわたって続いているのであれば、長期目標を考えることは難しかったかもしれません。その場合は、長期目標を見つけるための練習が必要です。

## ♣長期目標と現実を近づける

　長期目標を見直してみましょう。何か気づきましたか？　ポジティブな面とネガティブな面のどちらが目立ちますか？　目標の中には、簡単に達成できそうなものや、逆に達成困難なものがあるかもしれません。次はＸさんが作った長期目標の例です。

| Ｘさんの長期目標 | R | D |
| --- | --- | --- |
| 1　自宅の庭全体をきれいにする。 | 3 | 3 |
| 2　外国で暮らす。 | 2 | 5 |
| 3　野外で働ける仕事を見つける。 | 4 | 4 |
| 4　料理を習う。 | 5 | 2 |

　それぞれの目標の右端のＲとＤの下の数字を見てください。Ｒの文字は「現実性」を表しています。Ｘさんはそれぞれの目標がどのくらい現実的かを自問し、1（まったく現実的でない）から5（とても現実的）までの数値で評価しました。現実性とは、目標が現実的で達成可能なものかどうかを意味しています。たとえば、Ｘさんが外国で暮らすことは、大きな蓄えもなく、また外国で仕事を見つけることは難しいので、現実的な目標ではありません。ですから、外国で暮らすことは2というかなり低い得点です。これに対して料理を習うことは十分実現可能なので5でした。
　次に、それぞれの長期目標がどのくらい願望にかなっているか、どのくらいこの目標を達成したいのかを考えました。Ｄの文字の下に1（まったく望んでいない）から5（とても望んでいる）までの数値で評価しました。それぞれの目標について、どのくらい現実的か、どのくらい望んでいるかを評価したあと、Ｘさんにとって達成したい目標は明らかになりました。屋外で働ける仕事を見つけて暮らし向きを良くするという目標は、庭をきれいにする目標などと比べて、現実性もあり、願望にもかなっていました。

## 練習問題　目標を評価しよう

あなたの長期目標を見直しましょう。それぞれの目標が、どのくらい現実的で、自分の願望にかなっているかを自問してください。それぞれの目標を1（まったく）から5（とても）の5段階で評価してください。評価後に長期目標を修正してもかまいません。その場合、修正した目標がどのくらい現実的で、願望にかなっているかを再度、評価してください。次は、修正した目標を書く欄です。

| 修正した長期目標 | R | D |
| --- | --- | --- |
| 1 | | |
| 2 | | |
| 3 | | |
| 4 | | |
| 5 | | |
| 6 | | |
| 7 | | |
| 8 | | |

## 自分自身のために始める

　気分が落ち込み、何もする気がしないときには、短期や長期の目標を遂行することに違和感を抱いたり、外から強制されているように感じるかもしれません。でも、目標に取り組み、実行するのはあなた自身です。目標があなたにとって価値のあるものであれば、実行できずに損をするのも、実行できて利益を得るのも自分自身です。あなたの目標は自分自身のものであって、他の誰のものでもありません。あなたの目標に他の人が賛成したとしても、目標を遂行するかどうかはあなた自身の選択です。

### ♣「まるで〜であるかのように」行動する

　多くの人は感情や気分が行動を引き起こすと思っていますが、逆に行動が感情や気分を引き起こすという研究結果も数多くあります。たとえば、ある心理実験では、気づかないまま笑顔になるように誘導された人は、しかめ面になるように誘導された人よりも良い気分を感じることが明らかになっています。

　短期目標や長期目標を遂行するために、この結果が応用できます。つまり、個々の目標を実行する気があるようにふるまえば（実際の気分は違っていても）、現実にやる気が高まり、目標に向かって進むことができるようになります。Yさんの例を示します。

　異性と親しい関係を築くことは、Yさんの最優先の長期目標でした。まず、Yさんはいくつかの短期目標が必要だと考えました。友だちとうちとけること、他の人に独身であることを知ってもらうこと、あるいは異性と知り合えるような会に参加するといったことでした。Yさんはこれらの短期目標も実行する気になれず、面倒くささを感じていました。

　あるとき、治療者はYさんの行動の特徴に気づきました。Yさんはゆっくりと単調に話し、視線を合わせることを避けていました。治療者はYさんに話しかけました。「あまり落ち込んでいないときに、自信のある態度で、デートに誘う練習をしてみましょう。実際にできるかどうかは気に留めないでください」と。

　Yさんは椅子にきちんと座り直し、視線をあわせ、先ほどより笑顔になりました。そこで、治療者はYさんに、どのような気分かと尋ねました。Yさんは、自分でも驚いたことに数分前より気分が良くなっていると答えました。完全に

うつが治ったわけではありませんでしたが、やる気と自信を感じることができたのです。その後、Ｙさんは落ち込みのために目標を遂行するのが面倒だと感じたときにはいつも、あたかも落ち込みを感じていないかのように行動するようになりました。

　Ｙさんはずっと苦手にしていたパーティーに参加し、あたかも楽しい時を過ごしてくつろいでいるかのように行動しました。Ｙさんはキリキリする胃や、恐ろしい気持ちを無視し、気になる参加者のところへ行き、自己紹介をしました。Ｙさんはこの人と30分近く会話しました。後日、Ｙさんはお茶に誘われ、親しい友人となることができました。Ｙさんはだんだん落ち込まなくなり、避けていた目標も積極的に遂行するようになりました。

　落ち込んでいるときには、生活をコントロールし、気分に左右されにくくすることをめざしましょう。落ち込みを感じるままではなく、「まるで～であるかのように」行動することが、あなたの気分を変え、目標を遂行するために役立ちます。

## 第７章のまとめ

　気分は行動に影響を与えますが、行動を引き起こす原因ではありません。目標に従った行動は、気分に依存しない行動を導きます。この章では、仕事や目標を扱いやすくするために細分化する方法を示しました。目標を設定して遂行することや、「まるで～であるかのように」行動することは、あなたのうつを治すための効果的な方法になります。

# 第8章
# あなたの望む生活を築く

よりよい生活を築いていくためには、うつからの回復が必要な条件です。しかし、人生において「うつ」を感じないことより大切なものもあります。たとえば、どうしても達成したい目標、最愛の人との生活、価値観や信条に従って生きることといったこともあるでしょう。うつからの回復には大きな意味がありますが、最終的な目標は自分の望む生活を築くことでしょう。この章では、うまくいかないときをやり過ごす方法、うつの再発予防法について学び、自分が望む生活を築くことに焦点を当てていきます。

## うつのあとの生活

うつが再発する危険性は、うつを経験するたびに増えていきます。なぜそうなるかはわかっていませんが、うつの間に形成される行動パターンが再発に関連しているのかもしれません。

### ♣うつの再発を予防する

うつの再発を恐れることはありません。このワークブックで示した方法は、うつの再発を防ぐためにも役立ちます。すなわち、うつの徴候である無気力さに屈するのではなく、むしろ自分を活性化させること、回避や反すうに対処するために「まるで～であるかのように」ふるまうこと、負担を小さなものに細分化すること、気分に反応して行動するよりも気分によらずに行動する習慣を身につけることなどの方法が役立ちます。

## ♣ 過去をくり返す運命なのか？

　うつを経験した人は落ち込むことに敏感になります。うつの家族歴があると遺伝的な素因があるのではないかと心配し、喪失や虐待された体験があると自分はうつになって当たり前と考えるかもしれません。自分がこのままずっとうつであることを運命のように感じるかもしれません。

### 過去は必ずしもこれからの自分を示していない

　私たちは過去を背負った存在です。多くの過去の経験が今のあなたに関わっていますが、あなたはそこから変わることができます。過去の生活から導かれた自分の行動の傾向に気づけば、その行動を変えることができます。変化によって未来の新しい生活を創造することができます。人生のさまざまな場面である程度過去は影響しますが、未来は自由に創ることができます。

### 言葉が過去の傷を呼び起こす

　過去の嫌な体験にずっと苦しむ理由は、過去の体験を思い出すことによって過去と同じ強い感情を感じるためです。人はいろいろな関連づけをおこない、五感は感情を呼び起こします。パンを焼くにおいは安心感をもたらし、遠くに聞こえる列車の音は寂しさをかきたてることもあります。

　いろいろなものがうつや回避のきっかけになりますが、言葉もきっかけになります。たとえば、「死んだ犬」という言葉について考えてみましょう。飼っていた犬が死んだという経験があなたにあるなら、その言葉を聞いて心が痛むはずです。愛犬が死ぬ間際の数日を思い出すかもしれません。そして、言葉は、過去に起こったことと関係ないときでもイメージや感情を呼び起こします。

### ✎ 練習問題　言葉の持つ力について考えてみよう

　次の言葉のリストをゆっくりと声に出して読んでみてください。言葉は無作為に並んでいます。それぞれの言葉と、言葉によって引き起こされたイメージ、思い出、感情に注意を向けてください。言葉に対して、どんなイメージ、思い出、感情がわいてきますか？

| | | | |
|---|---|---|---|
| 農場 | 醜い | 失敗 | 花 |
| 母 | 単純 | パパ | 怒り |

| | | | |
|---|---|---|---|
| 鉛筆 | 日光 | 宝石 | 祖母 |
| 死 | 愚かな | エネルギー | 叔父 |
| チョコレート | 怠惰 | 欠席 | 嘔吐 |
| ガキ | グリース | 解放する | 悪臭 |
| 快楽 | 接着のり | 綿毛 | 肥満 |
| 教師 | クリスマス | 海岸 | 美 |
| ナイフ | 風 | 祝祭 | 血液 |

感情を呼び起こしてそれを維持する言葉の持つ力について、何がわかりましたか？

..................................................................................................

..................................................................................................

..................................................................................................

..................................................................................................

..................................................................................................

..................................................................................................

..................................................................................................

　言葉はイメージを呼び起こします。ラジオで歌や物語を聞いているとき、気づかないうちにある言葉がきっかけとなり、突然悲しい気分が喚起されることもあります。もし急に感情が変わったと感じたときには、言葉の存在を意識してください。自分は何のきっかけもなくうつになるように運命づけられている、とは考えないでください。

### 親の態度の影響
　ある人は、母親に門限5分前には帰宅しなさいと言われるたびに、自分が子どもを持つようになったら「決してこのようにしつけない」と思っていました。

別の人は、父親のように仕事が終わったあとで毎晩深酒することは決してしないと考えていました。彼らは親が犯した間違いと同じことをしたくないと思っていました。逆に、親が良い手本であった場合には、親のようになりたいと思っているかもしれません。たとえあなたの親がすばらしかろうが、ダメであろうが、あるいはその中間であろうが、あなたは親とは違う自分のやり方で問題に立ち向かうことができます。

## ✤価値のある生活を築く

　遺伝は髪や目の色を決めたり、気質のある面に影響を与えたりすることがわかっていますが、さまざまな状況の中でいかに行動するかを決めるものではありません。すなわち、あなたの遺伝がどうであろうと、あなたは独自に考え、行動することができます。人生にはいろいろな選択がありますが、大切なのは選択するのはあなた自身だということです。

　あなたの生物学的な素因、生活歴、言語、思考は人生における選択に影響を与えます。両親や成長する過程で出会った人たちのことを考えてください。多くの行動は、いらつかせるものだったり、まねしたくないものだったかもしれません。逆に、感心してまねしたいと思う行動もあったかもしれません。自分の行動を他人の行動と照らし合わせて認識することは、変化を起こすきっかけになります。自分の行動がむしろまねしたくない人物の行動に似ていると思ったら、その人の欠点より長所を探してみましょう。あるいは、尊敬できる別の人をまねてふるまうようにしましょう。

### ✎練習問題　あなたが手本にしたくない行動は？

　大人になる過程で、決してまねしたくないと思ってきた他人の行動をリストアップしてください。

.................................................................................

.................................................................................

.................................................................................

あなたは自分がまねしたくない行動をリストアップしましたが、ここで重要なのは、避けることではなく反対のことをすることです。何かをしないことにエネルギーを費やすより、別の前向きなことをするほうが効果的です。

　小さい頃、親の機嫌が悪く、「泣くのをやめろ。やめなければもっと痛い目にあわせるぞ！」と感情的に怒りをぶつけられ、嫌な経験をしたとします。きっと、こんな行動はまねしたくないと思うでしょう。確かにそのような行動を避けることはできますが、たとえば、誰かがあなたを怒らせ、その状況がずっと続くような場合、怒りを抑え続けることは難しいでしょう。あなたは自分が親のように感情的になるのではと心配するでしょう。これに対して、感情的にならずに理性的に、相手に「その行動は間違っているので怒っている」と、自分の気持ちを伝えたらどうでしょうか？　この例からもわかるように、自分がまねしたくない行動を避けるよりも、反対の行動をとるほうがずっと効果的です。

　一方、あなたは両親や人生で影響を受けた人と同じように行動したいと思うかもしれませんが、置かれた環境が異なっている場合もあるでしょう。たとえば、かつて出会った、教えるのがうまく、親切な学校の先生の行動を見習いたいと考えたとします。誰もが教える立場にあるとは限らないので、あなたはその先生のどこが印象的であったかを考え、その上で見習うことが必要です。たとえば、その学校の先生が、柔らかい物腰ではあるが毅然としており、いつも他人を進んで助け、聞き上手で、人を楽しませることもできる人だったとすれば、あなたは職場の同僚や家族に心を開いて話を聞く耳を持ち、必要に応じて助言をするといったことを取り入れることができると思います。

**練習問題** あなたが手本にしたい行動は？

以下に、あなたが手本にしたいと思う他人の行動をリストアップしてください。

..........................................................................................

..........................................................................................

..........................................................................................

..........................................................................................

..........................................................................................

..........................................................................................

..........................................................................................

　私たちはみな、誰かの行動をモデルとして行動しています。悪い手本の逆の行動をしようが、良い手本をまねようが、自分自身が価値があると思うことに従って行動することが大切です。

## ✤回避するよりも実行するほうが簡単

　あれこれと自分に言い訳をして先延ばしにすることがよくあります。先延ばしにしないためにはどうすればよいでしょうか？　先延ばししないためには、あいまいに「何かしよう」ではなく、「近所を散歩する」「グラスと食器を洗う」「この文章をタイプする」などと具体的に宣言することが重要です。この原則は、人生の大きな問題にも当てはまります。まず、あなたが達成したい計画を立てます。その計画を細かい要素に分けて、段階的に実行できるようにし、自分の選んだ行動にとりかかるのです。

# 問題解決について

　第5章ではうつと反すうの関係について述べてきました。活動的に問題解決をしている人と比べ、問題について反すうし活動的に動かない人は、うつが重症化して長期に続くことが明らかになっています。人生の問題について、その解決に積極的に取り組むことは、うつを克服し、再発を予防する有効な方法です。

## ❖ 名づけ、理解し、解決する

　身体の具合が悪いとき、どこが悪いかを医師に診てもらえば、安心でき、治療法も見つかります。胃が痛む原因がわからなければ胃に負担の少ない食事をとる以外に方法はありませんが、胃潰瘍が原因であるとわかればいくつかの治療法が考えられ、その中から自分に一番良いものを選ぶでしょう。これは人生の問題についても当てはまります。すなわち、人生の問題も、名づけ、理解することで解決可能になります。

　問題を解決するためには、なぜ問題なのかを理解する必要は必ずしもありませんが、何が問題なのかは理解しなければなりません。「何が」という質問は「なぜ」という質問よりも役立ちます。問題を解決するためには、問題を注意深く明解に理解し、解決に結びつく背景をさぐり、解決の戦略を練る必要があります。

> **✎ 練習問題** あいまいな問題をより具体的にしよう

　「ずっと退屈で何も楽しめない」ことを、具体的な行動として表現してみましょう。

..................................................................................................

..................................................................................................

..................................................................................................

..................................................................................................

「ずっと退屈で何も楽しめない」ことを、以下のように書くことができます。「私はベッドの中でずっと過ごし、友だちに電話することも避けています。以前は楽しめた活動も興味が持てないので何もやりません。ほぼ1日中、悲しみを感じ、悲観的に物事を考えます」。

特にうつのときには、あいまいにしてはいけません。もしあなたが初めて行った職場で、上司に「この部屋で何か仕事をしてください」とだけ言われたら、具体的な指示がないことに気持ちが圧倒され、むしろ何を頼まれたのだろうと気にして、不安さえ感じるかもしれません。新しい仕事を始めるときには、上司が自分に何をしてほしいかを具体的に指示してくれることを期待します。問題を行動として表現することが有効です。問題の所在がわかれば、解決に向けてステップを踏み出すことができます。

### 練習問題　解決したい問題を明確化しよう

現在経験している問題を明らかにし、具体的に記述しましょう。

## ♣ブレインストーミングを用いて解決する

　ブレインストーミングとは、それぞれの解決法が役立つかどうかの判断を加えずに、多くの解決法を考え出す方法です。これは問題を解決する際に軽視されがちですが、大切な過程です。どちらかといえば、可能性のあるあらゆる方法をリストアップする前に、思いついた1つの方法にはまり込み、問題は解決できない、と早まった結論を出すことがしばしば見られます。できるだけ多くの考えを生み出し、問題解決に向けてそれぞれの長所と短所について吟味することが重要です。

　たとえば、隣部屋の同僚が仕事中に大声で電話し、あなたの会話がさえぎられ、集中できない状況を想像してください。あなたは、ブレインストーミングで以下のような方法を思いつきました。

- 部屋を移動する。
- 彼の受話器を奪いとる。
- 自分も大声で話して気づかせる。
- この問題について同僚と話す。
- この問題について上司に相談する。
- 仕事を辞める。

　このリストを見直してみると、最初の2つの方法は問題解決につながらないことに気づくでしょう。1番目の方法は上司の許可なしに部屋は移動できないし、移動できたとしても移動先の隣の人が今よりましだという保障はありません。2番目の方法はあなたの立場を悪くしそうです。受話器を奪いとることで、大げんかになるかもしれません。6番目の方法は単なる回避です。4番目の方法は5番目より穏やかな方法ですが、あなたの言いたいことを理解する能力が同僚にあるかどうかにかかっています。この4番目と5番目が他よりも優れているので、この2つを利用した解決法をとることにします。まず同僚に話してみる。もし同僚が理解してくれなかったら、この状況について上司に相談することとします。

### ♣ 解決法を実行する

　問題解決のアイデアをいくら考えても、実行しなければ意味がありません。解決法は必ず実行する必要があるので、満足のいく現実的なものか、満足できなくても妥当なものである必要があります。「世界を変える」「山を動かす」といった解決法は非現実的です。

### ♣ 結果を検証する

　結果を評価する期間をとりましょう。先の例で同僚に話すことを選ぶなら、同僚に話したあとの２週間、同僚は静かに電話するようになったか、電話の際にあなたを気づかっているかといった同僚の行動の変化を評価します。変化が見られれば、この問題は解決したことになります。うまくいかない場合は、ブレインストーミングのリストにあるほかの解決法を試すか、解決法を最初から考え直してみましょう。

### ♣ 解決法を考え直す

　もしブレインストーミングのリストの解決法を使い果たしてしまったら、もう一度ブレインストーミングをおこなう必要があります。解決法を試してうまくいかなかったとしても、再検討をする際のアイデアにつながることもあります。一般に、科学実験は最初からうまくはいきません。そこで、科学者は費用のかかる本実験の前に予備的な実験をおこないます。予備的な実験により、科学者は実験をおこなう際の問題を知ることができます。場合によっては、本来の研究上の疑問に立ち戻って、解決法を再考します。人生において、問題解決は最初からうまくいかない場合もありますが、うまくいくためには問題解決に向けて挑戦を続けていくことです。

## 明確な解決法がない問題をどうするか？

　人生のすべての問題に必ず解決法があるとは限りません。問題とともに生きていかなければならない場合もあります。問題があっても、行動活性化によってより良い人生を過ごすことができます。

## ❖ 自分が変えられないものを受け入れる

　状況に反応してその反応をうまくコントロールできたとしても、状況そのものはコントロールできない場合があります。うつの回復途中に問題を解決しようとしてもがくことが、問題の悪化につながることがわかっています。認知行動療法の理論では、認知行動療法が進んで変化が見られる際には、「アクセプタンス（受け入れること）」が治療上不可欠とされています。人生には、楽しみや幸福だけでなく苦痛もあります。楽しみや幸福を受け入れただけでは、人生を受け入れたことにはなりません。受け入れることは、あきらめることでも「もしそれが運命なら受け入れるべきだ」と眉間にしわを寄せて自分に言い聞かせることでもありません。真のアクセプタンスとは、コントロールできないことをコントロールしようともがくことを進んであきらめることです。これはかなり訓練のいる技術です。

## ❖ 友人の優しさに頼る

　力強く支えてくれる友人のネットワークがあれば、不運を受け入れることは容易になります。もし友人から疎遠になっているのであれば、再び関係を修復する必要があります。あなたは、「友人はみじめな私の話を聞くのが嫌になった」と考えるかもしれません。もしあなたが友人に「希望がなくて、みじめだ」としか言っていなければ、それはある意味、本当かもしれません。うつのときには、自分自身を過小評価するだけでなく、友人が自分のことを心配してくれることも過小評価しがちです。あなたが必死に闘っているとき、友人に慰めや助けを求めれば、友人はきっとあなたを支えてくれます。うつのときだけでなく、良くなったあとでも、友人との交流を保つことは大切です。

## ❖ 友人に頼れないときには自分自身で落ち着く

　もちろん、友人のサポートが必ず得られるとは限りません。時にはEメール、電話、手紙で連絡することも困難なときがあります。友人に頼れず、簡単に解決できそうにない問題に直面したら、自分自身で落ち着く必要があります。「落ち着く」という言葉は、穏やかになる、癒す、喜ぶ、安らぐ、楽しむ、とも言い換えられます。自分を落ち着かせることは、自身を麻痺させることでも回避することでもありません。自分を落ち着かせるには多くの方法があります。く

つろげる椅子に座り、お茶を飲み、楽しいことを思い出すといった方法や、川沿いの散歩、釣りや庭仕事もあるでしょう。方法は人それぞれです。自分に合った方法を見つけましょう。以下に示す練習問題は、自分を落ち着かせる方法を見つけるのに役立ちます。

### ✎ 練習問題　感覚を使って自分を落ち着かせよう

　苦悩を感じているときには、感覚が助けになります。喜びが感じられ、気持ちが落ち着く効果のあるものをリストアップしましょう。

**視覚**：視覚を介した喜びを挙げましょう。自然、美術、建築物などのほか、散歩の途中や家でくつろいでいるときに目に入るものを挙げてください。

........................................................................................
........................................................................................
........................................................................................
........................................................................................

**聴覚**：音楽を聴くことが喜びになるかもしれません。あなたの生活の中で癒される音を挙げてみましょう。自然の音かもしれません。日々、快適に感じる音について考えてみてください。

........................................................................................
........................................................................................
........................................................................................
........................................................................................

**触覚**：触覚も強い力を持っています。たとえば、お風呂やシャワーで感じるあ

たたかいお湯の感触は喜びとなります。あなたが触れるどんなものが楽しい体験を与えてくれますか？

..................................................................................................................

..................................................................................................................

..................................................................................................................

..................................................................................................................

嗅覚：世の中には心地良いと感じる多くのにおいがあります。たとえば、冷たい雨のあとの空気の香りを思い起こしてください。楽しめる、癒される香りをリストアップしましょう。

..................................................................................................................

..................................................................................................................

..................................................................................................................

..................................................................................................................

味覚：食べたり、味わったりすると落ち着くものをリストアップしましょう。

..................................................................................................................

..................................................................................................................

..................................................................................................................

..................................................................................................................

さあ、視覚、聴覚、触覚、嗅覚、味覚のリストができました。リストからい

くつかを選び、試してみましょう。

## 苦痛な感情に対処する

　苦痛な感情に流されないように行動できるようになったら、人生の大きな目標に向かって進み続けることができます。以下に苦痛な感情への対処法の例を示します。

| 感　情 | 対　処　法 |
| --- | --- |
| 圧倒される | 課題を小さく分割する。 |
| 恐怖 | 段階的な恐怖の階層表を作る。 |
| 退屈 | 楽しめる状況を作る（好きな音楽をかけるなど）。 |
| 疲労 | 自分に褒美を与える、休憩をとる。 |
| 怒り | リラックスする、欲求不満に気をつける。 |
| 悲しみ | しばらくは悲しいままでいる。特に大きな喪失体験のあとなら悲しむことをやめる理由はありません。泣くことで解放されることもあります。泣き終えたあとには、建設的なことをします（たとえば他の人と悲しみ以外の話をする）。 |

## 第8章のまとめ

　行動活性化は自分が望む生活を取り戻すために役立ちます。自分の限界を理解した上で、適切な目標を設定し、一歩一歩、進みましょう。過去の傷、失望にも行動活性化が有用です。問題を明確化し、ブレインストーミングし、解決法の検証に時間をかけることも必要です。ときには、落ち着き、自らを癒す必要もあります。

# 第9章
# 振り返って考える

　いよいよ、このワークブックも最終章です。あなたは自分自身について何を学びましたか？　ワークブックを始める前と比べて、今の全体的な気分はどうですか？

## 進み具合を確認する

　行動活性化を始めたときの生活がどうだったか、思い出してみましょう。あなたの気分はどうでしたか？　喜びをもたらすこと、あるいはストレスを引き起こすことが、あなたの生活に起こっていませんでしたか？　1日をどのように過ごしていましたか？

　では、今の生活はいかがでしょうか？　気分はどうですか？　喜びをもたらすこと、あるいはストレスを引き起こすことが起こっていませんか？　1日をどのように過ごしていますか？　これらの質問は、行動活性化の取り組みがどこまで進んだかを理解するのに役立ちます。以下に、あなたの状況を明らかにするための練習問題を用意しました。

### 練習問題　今のうつの状態を評価してみよう

　1点から10点までの間で、先月、先週、ここ数日間の期間において平均してどれくらいうつが悪かったかを評価しましょう。1点はうつがまったくなかったことを示し、10点は今までで最悪のうつを示します。5点はうつが中程度であることを示します。次の空欄を埋めましょう。

- 先月、私のうつのレベルは＿＿＿＿＿＿点でした。
- 先週、私のうつのレベルは＿＿＿＿＿＿点でした。
- ここ数日、私のうつのレベルは＿＿＿＿＿＿点でした。

　何か気づいたことはありますか？　もし「先月」から「ここ数日」にかけて数値が下がっていれば、あなたの気分は良くなっていることを示しています。もし数値がほぼ同じなら、うつの程度は変わっていません。数値が低いままで変化しないのであれば、あなたの気分は先月から良い状態のままになります。

### 練習問題　今、生活で何が起こっている？

　次の空欄に、今の生活において、喜びを感じたり、ストレスになりそうな出来事を書きましょう。喜びを感じさせてくれる出来事の横には＋記号を書き、ストレスをもたらす出来事の横には－記号を書きましょう。たとえば、8週間の行動活性化の取り組みのあと、ある人は次のように書きました。

1. 好きな女性とデートできるようになった。（＋）
2. さらに仕事で成果を上げられるようになった。（＋）
3. まだ離婚の後始末をしている。（－）

あなたの生活で起こっていることは？

1. ＿＿＿＿＿＿＿＿＿＿＿＿＿＿＿＿＿＿＿＿＿＿＿＿＿＿＿＿＿＿＿＿＿＿＿
2. ＿＿＿＿＿＿＿＿＿＿＿＿＿＿＿＿＿＿＿＿＿＿＿＿＿＿＿＿＿＿＿＿＿＿＿
3. ＿＿＿＿＿＿＿＿＿＿＿＿＿＿＿＿＿＿＿＿＿＿＿＿＿＿＿＿＿＿＿＿＿＿＿
4. ＿＿＿＿＿＿＿＿＿＿＿＿＿＿＿＿＿＿＿＿＿＿＿＿＿＿＿＿＿＿＿＿＿＿＿
5. ＿＿＿＿＿＿＿＿＿＿＿＿＿＿＿＿＿＿＿＿＿＿＿＿＿＿＿＿＿＿＿＿＿＿＿
6. ＿＿＿＿＿＿＿＿＿＿＿＿＿＿＿＿＿＿＿＿＿＿＿＿＿＿＿＿＿＿＿＿＿＿＿

## ✎ 練習問題 　行動活性化はどのように役立った？

　行動活性化がどれくらい役に立ったかを評価しましょう。あなたの気分がどれくらい変化したか、今の生活で何が起こっているか、ワークブックを始めたときと比べてどれくらい未来への希望が感じられるか、その他の重要な変化などについて考えてみましょう。

　行動活性化は（○をつけましょう）

　　1．役立たない　　2．少し役立つ　　3．役立つ　　4．かなり役立つ

　自分がつけた評価を見直して、そう評価した理由を考え、次の空欄に書いてみましょう。たとえば、もしあなたが行動活性化は少し役立ったと思えば、どのように少し役立ったのか、その理由を書いてみましょう。以下に行動活性化が役立ったと考えた人の例を示します。

　行動活性化を役立ったと評価した理由は……

1. 座って問題について悩むよりも別のことをするようになった。
2. 友だちと交流できるようになり、気分が晴れた。
3. 気分が良くなる運動をしている。
4. 私が行動活性化をすごく役に立ったとしなかった理由は、まだ時に落ち込むことがあるからだ。しかし、落ち込みは長く続かないし、落ち込んだときにそれに対処するアイデアも持っている。

あなたが行動活性化を評価した理由を書きましょう。

1  
2  
3  
4  
5

## ✐ 練習問題  自分自身について何を学んだ？

　生活の中で変化が起きたあとに、自分自身が何を学んだかを考えることは役に立ちます。そうすることによって、あなたの気分に良い影響を与えた変化を確認でき、再びうつになったとしてもどこから始めればよいかを知ることができます。

　行動活性化を始めて以降、どんな活動が自分にとって楽しみとなるかを学んだことと思います。また、悲しくなったり、落ち込んだりしたときに、自分がどう反応する傾向があるかを学んだと思います。自分の生活の中に、家族、友情といった大切なものが存在することに気づいたと思います。次の空欄に、行動活性化の取り組みを通じてあなたが自分自身について学んだことを書いてみましょう。

① ...................................................................................................................

② ...................................................................................................................

③ ...................................................................................................................

④ ...................................................................................................................

⑤ ...................................................................................................................


## ✐ 練習問題  どんな行動の変化があなたの気分に最も良い影響を与えた？

　どのような行動の変化があなたの気分に良い影響を与えたかを考えてみましょう。大きな影響を与えた変化をリストにしてみましょう。

.......................................................................................................................

.......................................................................................................................

.......................................................................................................................

........................................................................
........................................................................
........................................................................
........................................................................
........................................................................

## これからの目標は？

　本章では治療を始めてからの自分について振り返りをおこないましたが、これからの目標について考えてみましょう。本来の自分に戻ったように感じますか？　それとも、うつを終わらせるための取り組みがまだまだ必要ですか？　ほかにも対処すべき生活上の問題がありますか？　ここまでの取り組みを通じて、あなたはおそらく、行動活性化がシンプルかつ強力な道具であると実感できたのではないかと思います。もし必要性があれば、あなたのスキルを改善し、問題を解決していくために、ワークブックの練習問題を毎日、数か月にわたってくり返し、使い続けることをお勧めします。

### おわりに

　あなたは行動活性化という方法を手にしました。これまで、本書では、活動と気分の間の関係が重要であること、感情や状況を回避するさまざまな方法がうつに影響すること、さらにTRAPから抜け出してTRACに戻る方法について説明してきました。日常的なことから大きな人生の課題へと取り組む中で、この方法をどう使うかを理解しました。行動活性化という方法を手にしたあなたは、うつとの闘いから抜け出すことができるはずです。私たちは、あなた自身が望む人生を作り上げる中で、多くの幸に恵まれることを願っています。

# 監訳者あとがき

　本書は、アディスとマーテルによる *Overcoming Depression One Step at a Time: The New Behavioral Activation Approach to Getting Your Life Back* の日本語訳で、うつの患者さんが自ら利用できる「行動活性化」のワークブックです。実際の臨床場面を具体的に示し、練習問題も多く用意され、読み進めていくことで、段階的に行動を活性化し、うつを克服できるような構成になっています。

　行動活性化は、比較的古くからあるうつに対する行動的技法の1つですが、本書で紹介されているのは、単に楽しい活動を勧めるのではなく、回避的な行動がうつを維持していることに着目し、行動を活性化させる新しい技法です。この技法は、無作為化比較試験の中で薬物療法および認知療法と同等の効果をもつことが明らかにされています。

　本書の翻訳の企画は、行動活性化の臨床試験の結果に興味をもった広島大学病院精神科、呉医療センター精神科、北海道医療大学のメンバーにも声をかけ、この技法の勉強を目的に「うつの行動活性化療法研究会」を組織し、手分けして翻訳したことが始まりです。実際、翻訳したものをまとめてみると、うつを克服するための実践的で優れたワークブックで、私たちだけの勉強にとどめるのはもったいないと考えました。そこで監訳者でもある大野裕先生にご相談し、これまでの「認知療法練習帳」シリーズで定評のある創元社より姉妹書として、『うつを克服するための行動活性化練習帳』として本書を出版することになりました。

　行動活性化は、単純な原理と方法を用いたうつを克服するための強力な技法です。本書の出版により、行動活性化がうつを経験された方々の治療の一助となることを心より期待しています。

　最後になりましたが、出版に際しては、創元社の方々、特に本書の企画から草稿の段階まで細部にわたり丁寧に対応いただいた編集部の渡辺明美さん、編集にご尽力いただいた柏原隆宏さん、小林晃子さんに心から感謝申し上げます。

2012年4月　岡本泰昌

■著者紹介

**マイケル・E・アディス**（Michael E. Addis, Ph.D.）
1995年にワシントン大学から博士号（臨床心理学）取得。現在、クラーク大学心理学部の教授。うつ病治療、臨床心理学における研究と実践の関係についての論文や著書多数。

**クリストファー・R・マーテル**（Christopher R. Martell, Ph.D.）
1988年にホフストラ大学から博士号（臨床・学校心理学）取得。現在、ワシントン大学精神医学・行動科学部および心理学部の臨床准教授。うつ病の行動活性化療法についてのワークショップを全米各地で行い、国際的に行動活性化の普及にも貢献している。

■監訳者紹介

**大野　裕**（おおの・ゆたか）
1950年生まれ。慶應義塾大学医学部卒業。1985～88年、コーネル大学医学部留学。88年、ペンシルベニア大学医学部留学。慶應義塾大学教授を経て、現在、（一社）認知行動療法研修開発センター理事長。日本認知療法・認知行動療法学会理事長。Academy of Cognitive Therapyフェロー。医学博士。著訳書に『うつと不安の認知療法練習帳』『こころが晴れるノート』（いずれも創元社）、『保健、医療、福祉、教育にいかす簡易型認知行動療法実践マニュアル』（きずな出版）ほか多数。認知療法活用サイト『うつ・不安ネット』（ウェブ・モバイルともに http://cbtjp.net/）発案・監修。

**岡本泰昌**（おかもと・やすまさ）
1963年生まれ。1989年、大分医科大学医学部卒業。1996年、広島大学大学院医学研究科修了。2002年より広島大学大学院精神神経医科学講師、2012年より准教授、2018年より教授。専門は精神医学。博士（医学）。著訳書に『気分障害』『気分障害治療ガイドライン』（いずれも共著、医学書院）、『慢性うつ病の精神療法』（監訳、医学書院）、『双極性障害』（監訳、金剛出版）、『うつ病の集団認知行動療法実践マニュアル』（編、日本評論社）、『精神科研修ノート』（編、診断と治療社）。

■訳者紹介

うつの行動活性化療法研究会

| | | |
|---|---|---|
| 国里　愛彦 | （専修大学人間科学部） | はじめに・第1章 |
| 中津　啓吾 | （医療法人社団更生会草津病院） | はじめに・第1章 |
| 中島　　俊 | （東京医科大学睡眠学講座） | 第2章 |
| 萬谷　智之 | （マツダ病院精神科） | 第2章 |
| 岡島　　義 | （公益財団法人神経研究所附属睡眠学センター） | 第3章 |
| 岡田　　剛 | （広島大学大学院精神神経医科学） | 第3章 |
| 髙垣　耕企 | （広島大学保健管理センター） | 第4章 |
| 松永　美希 | （立教大学現代心理学部） | 第4章 |
| 浅本　有美 | （法務省） | 第5章 |
| 吉野　敦雄 | （広島大学大学院精神神経医科学） | 第5章 |
| 大森　　寛 | （己斐ヶ丘病院） | 第6章 |
| 永嶋　美幸 | （国立病院機構呉医療センター） | 第6章 |
| 竹林　　実 | （熊本大学大学院神経精神医学講座） | 第7章 |
| 久保山美樹枝 | （国立病院機構賀茂精神医療センター） | 第7章 |
| 坪井きく子 | （広島第一病院） | 第8章 |
| 小早川英夫 | （小早川クリニック心療内科） | 第8章 |
| 吉村　晋平 | （追手門学院大学心理学部） | 第9章 |
| 藤田　康孝 | （医療法人社団更生会草津病院） | 第9章 |

## うつを克服するための行動活性化練習帳
### 認知行動療法の新しい技法

2012年5月20日　第1版第1刷発行
2024年10月10日　第1版第8刷発行

著　者……………………………………
　　　　　　マイケル・E・アディス
　　　　　　クリストファー・R・マーテル
監訳者……………………………………
　　　　　　大　野　　　裕
　　　　　　岡　本　泰　昌
訳　者……………………………………
　　　　　　うつの行動活性化療法研究会
発行者……………………………………
　　　　　　矢　部　敬　一
発行所……………………………………
　　　　　　　　　株式会社　創　元　社
　　　　　　　　　https://www.sogensha.co.jp/
　　　本社　〒541-0047 大阪市中央区淡路町4-3-6
　　　　　　Tel.06-6231-9010 Fax.06-6233-3111
　　　東京支店　〒101-0051 東京都千代田区神田神保町1-2 田辺ビル
　　　　　　　　　　　　　　　Tel.03-6811-0662
印刷所……………………………………
　　　　　　　　　株式会社　太洋社

©2012, Printed in Japan
ISBN978-4-422-11529-0 C1011

〈検印廃止〉

落丁・乱丁のときはお取り替えいたします。

JCOPY〈出版者著作権管理機構 委託出版物〉
本書の無断複製は著作権法上での例外を除き禁じられています。
複製される場合は、そのつど事前に、出版者著作権管理機構
（電話03-5244-5088、FAX03-5244-5089、e-mail: info@jcopy.or.jp）
の許諾を得てください。

本書の感想をお寄せください
投稿フォームはこちらから▶▶▶

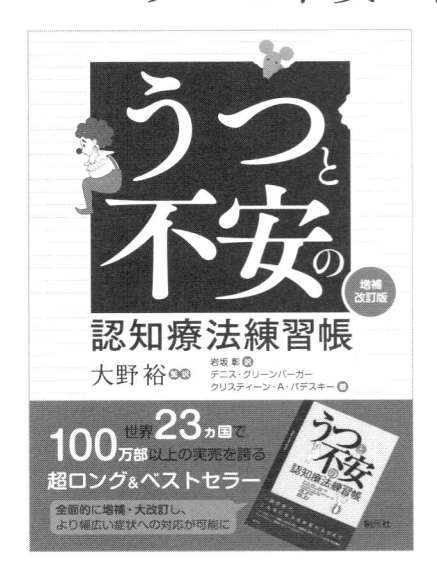

## うつと不安の認知療法練習帳 ［増補改訂版］

デニス・グリーンバーガー＆
クリスティーン・A・パデスキー〔著〕
大野　裕〔監訳〕　岩坂　彰〔訳〕

世界で100万部以上売れ続けている
超ロング＆ベストセラーの増補改訂版。
初版から20年近くの間に大きく発展した
認知療法の臨床上の成果をもとに、
不安に関する内容を充実させ、
マインドフルネス、受容、赦し、感謝、
ポジティブ心理学など、
新しい取り組みについて加筆。

A5判・並製・392頁・定価（本体2,500円＋税）

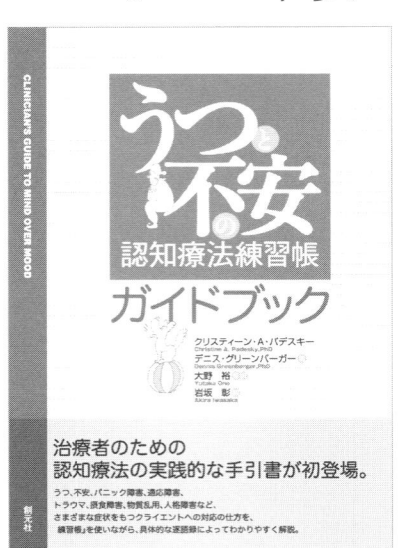

## うつと不安の認知療法練習帳 ガイドブック

クリスティーン・A・パデスキー＆
デニス・グリーンバーガー〔著〕
大野　裕〔監訳〕　岩坂　彰〔訳〕

『うつと不安の認知療法練習帳』に
完全対応！
クライエントへの対処の仕方を、
具体的な逐語録によって
わかりやすく解説。
認知療法の入門書としても最適。

A5判・並製・320頁・定価（本体2,500円＋税）